心律失常病例精解

——与国际接轨的学习手册

主 编 严干新 刘 彤 顾春英

科 学 出 版 社

北 京

内 容 简 介

本书从心律失常具体病例出发，精选出100道涉及基础的心脏离子通道知识、复杂的心电图和实际的临床电生理问题，并予以解析。通过深入探讨心电现象后隐秘的电生理机制，使读者加深对心电病例的理解和心电知识的学习。根据题目的难易程度分为基础篇、提高篇和挑战篇，以适合不同需求的读者。其中有50%考题的难度与美国临床心血管专业考试题相似，其余考题的难度堪比美国临床电生理专业考试题。

本书可作为临床心血管、电生理、心电图等专业医生和研究生强化专业知识的学习用书，以及内科医生、急诊科医生、基础电生理研究者相关知识学习的参考书。

图书在版编目（CIP）数据

心律失常病例精解：与国际接轨的学习手册／严干新，刘彤，顾春英主编．—北京：科学出版社，2020.9

ISBN 978-7-03-066052-7

Ⅰ．①心… Ⅱ．①严… ②刘… ③顾… Ⅲ．①心律失常—病案 Ⅳ．① R541.7

中国版本图书馆 CIP 数据核字（2020）第 170210 号

责任编辑：路 弘／责任校对：郭瑞芝
责任印制：赵 博／封面设计：牛 君

科学出版社 出版
北京东黄城根北街 16 号
邮政编码：100717
http://www.sciencep.com

北京凌奇印刷有限责任公司印刷

科学出版社发行 各地新华书店经销

*

2020 年 9 月第 一 版 开本：787×1092 1/16
2020 年 9 月第一次印刷 印张：15 3/4
字数：350 000
POD定价： 98.00元
（如有印装质量问题，我社负责调换）

主　编　严干新　刘　彤　顾春英

副主编　沈　灯　汪　凡　张余斌　叶沈锋　蒋　勇　蒋泽华
　　　　曹云山　余　萍

编　者（按姓氏笔画排序）

马淑荣	王　帅	王　鑫	王建勇	尹德春	叶沈锋
师　睿	刘　彤	刘兴斌	刘柏刚	齐冠鸣	闫迎川
严干新	李　艺	李　录	李正阳	李国良	李珍珍
余　萍	汪　凡	沈　灯	张余斌	陈有昌	欧加福
周瑞海	郑新权	赵运涛	赵晓静	耿旭红	顾春英
郭秉晟	曹云山	曹怿玮	蒋　勇	蒋泽华	

前　言

　　2014年初春,我到青岛讲授电生理课,课后与天津第五中心医院的顾春英教授进行了交流。从她那里我了解到当时国内业界对学习心律学知识的迫切需求,以及传统的学习方式因固有的时空及专家的限制,已不能满足广大心血管医生对心律学最新进展和用基础理论解释复杂心电现象等方面的需求。

　　为此,我和顾春英教授借助互联网微信平台,建立了多个心电知识学习微信群,以周末考题的形式普及、提高心律学知识。这些考题(习题)既有基础的心脏离子通道知识、复杂的心电图,还有实际的临床电生理问题。此方式一经推出后,很快吸引了国内同道的广泛关注和参与,微信群也迅速发展到30余个,每周末的心律学考题成为国内心血管界的品牌栏目。

　　2017年11月顾春英教授因病逝世后,在美国工作的华裔心血管专家欧家福、周瑞海教授和国内的一批青年才俊刘彤、沈灯、汪凡、张余斌、叶沈锋、余萍、蒋勇、蒋泽华、曹云山、刘柏刚、曹怿玮、郭秉晟、王建勇、李珍珍、耿旭红、马淑荣等也加入到考题的命题、翻译和解析工作中来。

　　本书是从"心电知识学习"微信群每周的考题中精选出的100道题目,并重新全面修订了考题和解析,从心律失常具体病例出发,深入探讨心电现象后隐秘的电生理机制,从而使读者加深对心电病例的理解。约50%考题的难度与美国临床心血管专业考试题相似,其余考题的难度堪比美国临床电生理专业考试题。因此,我们根据题目的难易程度分为基础篇、提高篇和挑战篇,以适合不同需求的读者。

　　我作为一个在基础与临床心脏电生理领域工作了近40年的研究者和医生,认为本书应作为临床心血管、电生理、心电图等专业医生和研究生手头必备的、强化专业知识的参考书。同时对内科医生、急诊科医生,以及基础电生理研究者也会有所帮助。

　　本书能够成功付梓,得益于微信群的各位老师积极答题、讨论,以及科学出版社路弘老师的全程帮助、付出,在此一并致谢!

阜外华中心血管病医院　严干新

2020年6月

目　录

一、基础篇

题 1

心电图导联 I 和 II 可见肌肉震颤伪差，而导联 III 则未出现。试问哪个电极异常导致该伪差？

A.左上肢

B.左下肢

C.右上肢

D.右下肢

正确答案：C

解析：标准双极肢体导联是反映两侧肢体之间的电位差，Ⅰ导联反映左、右上肢电位差，Ⅱ导联反映右上肢与左下肢电位差，Ⅲ导联反映左上肢与左下肢电位差。现在Ⅰ导联与Ⅱ导联同时看见肌肉震颤伪差，而Ⅲ导联没有伪差，说明伪差不在形成Ⅲ导联的电极上，也就排除了来自左上肢和左下肢电极的伪差，说明这种肌肉震颤伪差一定来自右上肢，因为Ⅰ导联和Ⅱ导联都需要右上肢参与（图1-1）。

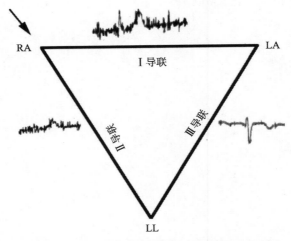

图1-1　肢体导联电极位置与心电图形态示意图

（解析　余　萍；审校　严干新）

题2

下面的心电图(图2-1)提示旁道位置最有可能位于何处?

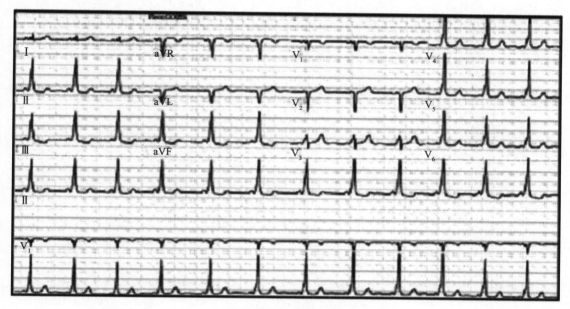

图2-1　窦性心律心电图

A.左侧壁
B.左后侧壁/间隔
C.右后侧壁/间隔
D.右侧壁/右前壁

正确答案：A

解析： 本题陷阱比较深，如果只看V₁、V₂导联，会认为主波都是向下，来源于右前侧旁路。可是仔细观察会发现Ⅰ导联是个小R型，特别是aVL导联呈QS型，这用右侧旁路不能解释，只能考虑为左侧旁路。V₁、V₂导联主波向下没有定位价值，而在于预激波的方向，仔细观察V₁、V₂导联的起始预激波很小，但是向上的。特别是V₃是一个明显正向的预激波。值得强调的是，V₁导联上有正向的预激波，即使很小，基本上可以排除间隔旁路。另外，aVF也显示正向的预激波。这些证据综合起来考虑，提示左侧旁路。

体表心电图在旁路定位理论上应以δ波（QRS波起始前40ms）的方向为标准。如果预激充分，δ波就与同导联的QRS主波方向相同。预激不充分时，主要结合δ波的方向判断。

表2-1　WPW与初始0.04s预激波的极性（Gallagher旁路定位方案）

旁路位置	I	II	III	aVR	aVL	aVF	V₁	V₂	V₃	V₄	V₅	V₆
右室前间隔旁	+	+	+ (±)	−	+ (±)	+	±	±	+ (±)	+	+	+
右室前壁	+	+	− (±)	−	+ (±)	± (−)	±	+ (±)	+ (±)	+	+	+
右室侧壁	+	± (−)	−	−	+	± (±)	±	+	+	+	+	+
右室后壁	+	±	−	−	+	±	± (+)	+	+	+	+	+
右室后间隔旁	+	−	−	+ (+)	+	−	+	+	+	+	+	+
左室后间隔旁	+	−	−	+	+	−	+	+	+	+	+	+
左室后壁	+	−	−	+ (±)	+	±	+	+	+	+	+	− (±)
左室侧壁	− (±)	±	±	+	− (±)	± (±)	+	+	+	−	− (±)	− (±)
左室前壁	− (±)	+	+	−	− (±)	+	+	+	+	+	+	+
左室前间隔旁	+	+ (±)	+	−	±	+	+ (±)	+	+	+	+	+

±.等电位线；+.正向；−.负向

从表2-1中可以发现aVL导联预激波方向呈负向，只见于左室侧壁和左室前壁旁路，是这道题判断的关键。腔内电生理结果也证实只有一条左侧壁旁路。

（解析　余　萍；审校　严干新）

题 3

患者男性，88岁，既往有阵发性心房颤动史，服用稳心颗粒和地高辛。6年前行冠状动脉旁路移植术，近1年反复胸痛，长期服用附子、雷公藤等中草药治疗。今晨起床后因反复心悸、晕厥3次来院就诊。急诊心电图（图3-1）如下。

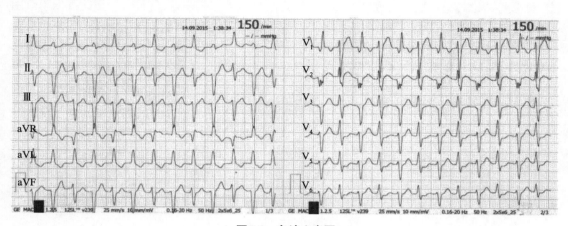

图3-1　急诊心电图

下面哪一种情况最不可能引起心律失常？

A.地高辛中毒

B.急性心肌缺血

C.稳心颗粒

D.乌头碱中毒

正确答案：C

解析： 该患者心电图示双向性室性心动过速（bidirectional ventricular tachycardia，BVT）是一种少见而严重的室性心律失常，发作时同一导联出现两种形态相反的宽大畸形QRS波，按顺序交替出现。Schwensen于1922年首次报道洋地黄中毒出现的双向性室性心动过速。乌头碱作为附子的有效化学成分，可与Na^+通道结合，导致Na^+通道的持续开放，使细胞内Na^+浓度升高，进而激活Na^+-Ca^{2+}交换体（sodium-calcium exchanger），导致Ca^{2+}大量内流，从而导致细胞内钙超载，进而引起延迟后除极（DAD，又称晚期后除极）。地高辛由于抑制钠泵活性，导致细胞内Na^+浓度升高，进一步激活Na^+-Ca^{2+}交换体，导致Ca^{2+}大量内流，从而导致细胞内钙超载，进而引起DAD。从上可知，地高辛中毒和乌头碱中毒最终都是由钙超载引起的DAD，从而引起双向性室性心动过速。基础研究证实，高浓度的稳心颗粒主要阻断Na^+通道，因此不但不会引起DAD，还会抑制DAD的发生。稳心颗粒在临床用药浓度下，目前还没有引起双向性室性心动过速的报道。另外，有文献报道，双向性室性心动过速尤其易发生于严重心肌病变及较严重的心肌缺血、缺氧和心脏扩大等情况下。此外，也见于儿茶酚胺敏感性多形性室性心动过速、低钾性周期性麻痹患者。当然从患者年龄及病史上来看儿茶酚胺敏感性多形性室性心动过速可能性很小。另外补充说明该患者是一个真实病例，经测定为乌头碱中毒。

（解析　赵运涛）

题4

12岁男性患儿，反复晕厥8年。动态心电图（图4-1）如下。

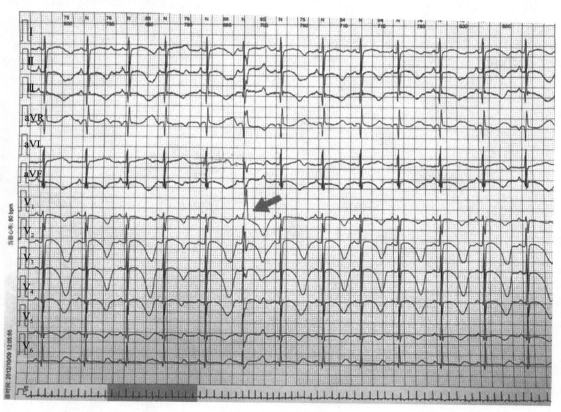

图4-1 患儿12导联心电图

下面哪个论述是正确的?

A.4位相阻滞导致了宽QRS波

B.T波电交替提示EAD交替性发生

C.后5个T波逐渐增大（$V_2 \sim V_4$），提示DAD的幅度逐渐增大

D.该患儿心室肌净复极电流是增大的

正确答案： B

解析： 该患儿是长QT间期综合征（LQTs），考虑为先天遗传性，反复晕厥是尖端扭转型室性心动过速所致。心电图表现QT间期延长，T波电交替，有时候T波逐渐增大。中间有一跳QRS波增宽。

选项A：4位相阻滞是QRS波来的相对晚，浦肯野纤维细胞自动除极，膜电位升高所致传导减慢，本图QRS波略提前，因此排除。选项D：复极是指钾离子外流，膜电位逐渐下降回复静息电位的过程，净复极电流是指内外向电流之差等于表现外向电流，当净复极电流（外向电流）增加时，动作电位时程缩短，即QT间期缩短，因此肯定排除。选项C：DAD是延迟后除极，发生在T波之后，一般不会影响T波形态。该患儿T波增宽、LQT、T波电交替，基础研究证实：T波电交替是由于LQT时心内膜心肌细胞交替发生早期后除极（EAD）所致。$V_4 \sim V_5$的T波逐渐增大与EAD幅度逐渐增大有关。因此正确答案是B。

（解析　顾春英）

题 5

15岁男性,临床诊断:风湿性心脏病,重度二尖瓣狭窄,心脏扩大,心功能Ⅲ级。口服地高辛0.25mg,每日1次,治疗1个月。近3d主诉恶心、厌食、倦怠。心电图检查Ⅱ导联连续记录见图5-1。

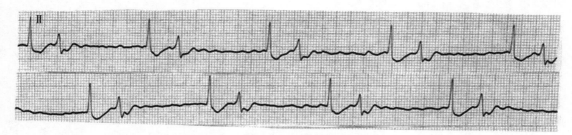

图5-1 心电图检查Ⅱ导联连续记录

心电图诊断及临床意义为:

A.心房颤动、二度房室传导阻滞、交界性逸搏-室性期前收缩二联律、ST-T改变,提示洋地黄中毒

B.心房颤动、二度房室传导阻滞、室性逸搏-室性期前收缩二联律、ST-T改变,提示洋地黄中毒

C.心房颤动、三度房室传导阻滞、交界性逸搏-室性期前收缩二联律、ST-T改变,提示洋地黄中毒

D.心房颤动、三度房室传导阻滞、室性逸搏-室性期前收缩二联律、ST-T改变,提示洋地黄中毒

正确答案：C

解析： 本例风湿性心脏病患者在口服地高辛治疗过程中，出现恶心、厌食、倦怠等症状，心电图示心房颤动，RR间期呈长短交替出现且固定（分别为1300ms与400ms），QRS波群呈室性二联律（宽窄交替）。心电图诊断：①心房颤动；②三度房室传导阻滞；③交界性逸搏-室性期前收缩二联律；④ST-T改变，提示洋地黄中毒。

患者在服用洋地黄后，最早的心电图改变通常有T波电压下降和QT间期缩短，但是较典型的表现为ST段压低，由ST段压低所致的T波初始部分下移，由此形成双相T波，其初始部分倒置和终末部分直立，一起形成所谓"鱼钩样"ST-T改变。此属于洋地黄效应的心电图改变，标志着患者应用过洋地黄，并不意味着洋地黄中毒，更不是停用洋地黄的指征。洋地黄效应与剂量不一定成比例，个体差异性很大，与制剂类型、用药时间、给药途径、心肌本身情况，既往心电图形态、心率、心律都有关系。部分患者已经出现恶心、呕吐、期前收缩等中毒症状，心电图上可以不出现"鱼钩样"ST-T改变。

洋地黄中毒在服用该药的患者中很常见，在一项服用此药的住院患者前瞻性研究中，23%患者发生了明确的中毒表现。虽然胃肠道症状十分常见，并可出现神经系统表现，但心脏并发症是洋地黄最严重的毒性反应。众所周知，洋地黄可引起几乎所有类型的心律失常，导致冲动形成障碍或传导功能受损。不同类型的心律失常在相对短时间内常在同一患者中出现，当同时发生自律性增高和传导功能受损时，应特别怀疑洋地黄中毒。重要的是应注意，虽然某些心律失常是洋地黄中毒的特征性表现，但是没有一种心律失常可以确诊洋地黄中毒。

心房颤动合并三度房室传导阻滞常见于洋地黄中毒，因洋地黄既能抑制房室传导，又能提高异位灶的兴奋性。其心电图常表现为心房颤动合并缓慢规则的心室律。而心房颤动合并三度房室传导阻滞又伴发室性期前收缩二、三联律时，很容易漏诊三度房室传导阻滞，此时只要测量逆偶联间期固定或与逸搏周期一致，即可诊断合并三度房室传导阻滞（本例正是如此）。少数情况下，心房颤动合并三度房室传导阻滞，心电图可表现为房室交界区上层三度阻滞，下层文氏型或莫氏Ⅱ型传导阻滞。其特点为QRS波群形态正常，RR间期由长-短-突长呈"渐短突长"或RR间期呈长、短等数种表现。长RR间期与短RR间期呈倍数关系，表明f波与QRS波群无关，存在完全性房室分离，应首先考虑房室交界区上层发生三度阻滞影响f波下传，交界区节律点在下传心室途中又出现文氏型或莫氏Ⅱ型传导阻滞。

（解析　蒋　勇　沈　灯）

![题6](...)

患者男性, 45岁, 无症状行运动试验评估的ECG检查, 如图6-1所示。同时也记录了运动结束后恢复过程的心律变化。本人对运动耐受良好, 无症状且无心律失常发生。

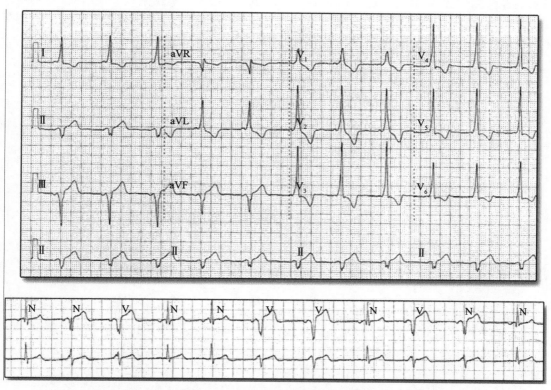

图6-1 运动试验评估前心电图及运动结束后恢复过程的心律变化

N. 正常; V. 室性搏动

你会对该患者做何种建议?

A. 心脏电生理检查和消融

B. 冠状动脉造影

C. 氟卡尼

D. 暂不治疗

正确答案：D

解析： 45岁无症状男性查体发现心室预激，心电图提示Ⅰ、V_1导联预激波正向，Ⅱ、Ⅲ、aVF导联预激波负向，提示旁路位于左后间隔（图6-1）。运动试验恢复期心电监护提示在窦性心动周长1000ms时存在旁路传导，当窦性心动周长加快至900ms左右时，预激波突然消失，窦性激动完全经房室结下传，后窦性频率减慢时预激波恢复。2015年ACC/AHA/HRS室上性心动过速管理指南推荐（Ⅰ类推荐）应用无创检查识别可能发生经旁路快速传导和在心房颤动时出现危及生命的室性心律失常的低危患者，对于无症状心室预激成人患者，当在运动试验过程中窦性心律下显性旁路传导突然中断（图6-2），在动态心电图或心电图记录到间歇性预激波消失，提示是经旁路快速传导的低危患者。但是心电图检查一定要明确预激波完全消失（特别是左侧壁旁路），因为有时可能存在旁路和房室结传导的融合波。对于无症状心室预激患者观察暂不治疗是合理的（Ⅱa类推荐），因此，本例患者可以暂不治疗。

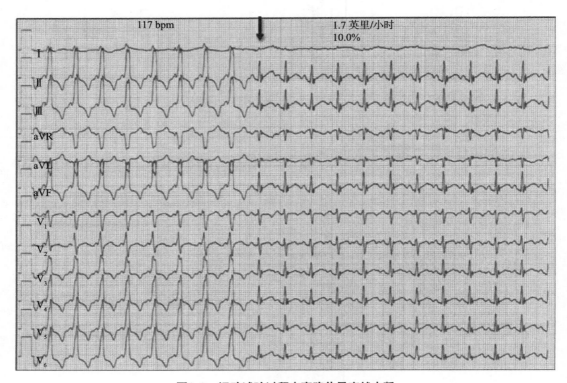

图6-2 运动试验过程中旁路传导突然中断

无症状心室预激患者进行电生理检查作为Ⅱa类推荐，当识别高危患者时可以考虑射频消融（Ⅱa类推荐）。

高危患者包括：心房颤动时2个连续预激波之间的RR间期<250ms；存在多条旁路；能够诱发持续性房室折返性心动过速（AVRT）；旁路不应期<240ms。

（解析 刘 彤）

题 7

64岁男性，患有冠心病，既往有行经皮冠状动脉介入治疗（PCI）史，因心悸、憋气4d就诊，心电图（图7-1）如下。

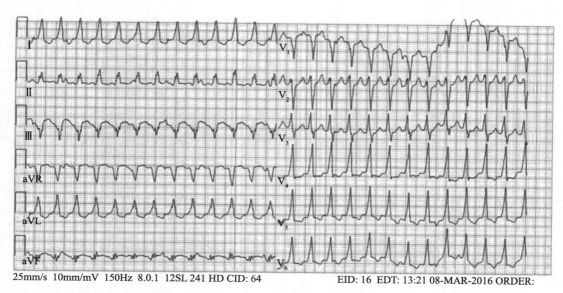

25mm/s 10mm/mV 150Hz 8.0.1 12SL 241 HD CID: 64　　　　EID: 16 EDT: 13:21 08-MAR-2016 ORDER:

图7-1　就诊时12导联心电图

应诊断：

A.房室结折返性心动过速

B.心房扑动

C.预激性心动过速

D.室性心动过速

正确答案: D

解析: 本题涉及宽QRS波心动过速的鉴别诊断问题。所有宽QRS波心动过速中室性心动过速约占80%。本题的分析思路如下: ①既往结构性心脏病病史 (心肌梗死或心肌病等) 高度提示室性心动过速的诊断, ACC/AHA/ESC室性心律失常和心脏性猝死预防指南指出, 宽QRS波心动过速在诊断不能明确时应考虑为室性心动过速。本例患者有既往冠心病、PCI病史, 从病史角度支持室性心动过速诊断。②宽QRS波心动过速鉴别诊断的常用方法为Brugada四步法、Vereckei四步法及aVR单导联鉴别方法等。本例心电图Ⅱ导联可见明显的房室分离 (图7-2), 提示室性心动过速诊断。房室分离可以确定室性心动过速诊断, 但是不存在房室分离, 不能排除室性心动过速, 至少50%的室性心动过速存在室房1:1传导。③本例心电图胸前导联为rS型, rS >100ms, 也支持室性心动过速诊断, 另外, QRS波形态也不符合典型的左束支或右束支传导阻滞图形。④预激性心动过速是预激综合征患者伴发心动过速中的一种特殊类型, 其基本概念是预激综合征患者发生各种心动过速时, 房室之间存在经旁路前向传导的情况。显然, 预激性心动过速时, 心室部分或全部被旁路前向下传的激动除极, 房室存在传导关系。

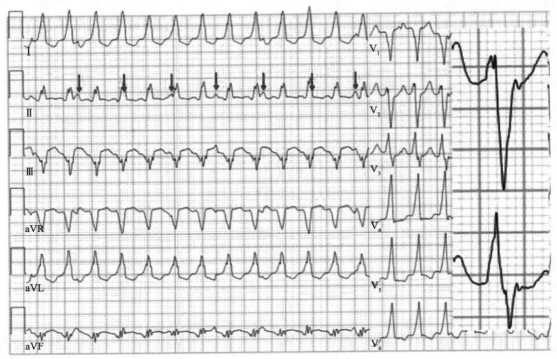

25mm/s 10mm/mV 150Hz 8.0.1 12SL 241 HD CID: 64

图7-2 本例心电图Ⅱ导联可见明显房室分离

（解析 刘 彤）

最可能导致下面心电图（图8-1）中的QRS增宽的机制为：

A.加速性室性自主心律

B.右侧游离壁房室旁道的间歇性预激

C.间歇性左束支传导阻滞

D.房束旁道的间歇性预激

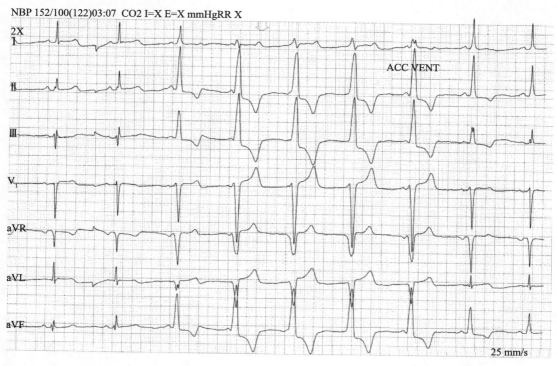

图8-1　心电图

正确答案：A

解析：加速性室性自主心律，与窦性心律几乎等频，QRS波呈不同程度的融合波，PR间期是变化的，如果是间歇性预激的话，PR间期在随预激波增大变短，第5、第6跳，它的PR间期只有40ms，心房激动时间不足以达到心室，因此考虑加速性室性自主心律，所以选A。

（解析　严干新）

题 9

13岁男孩,因为癫痫发作入院就诊。当时是飞机飞过他头顶后出现的癫痫发作,入院时心电图见图9-1。

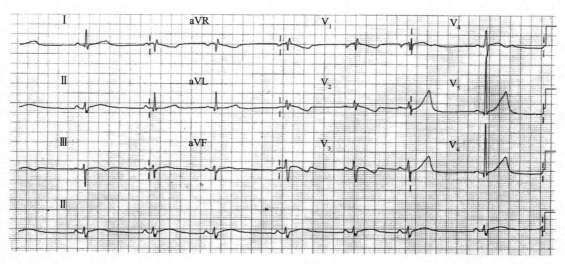

图9-1　入院时心电图

患儿的一个表亲也在接受癫痫治疗。应该高度怀疑:

A.儿茶酚胺敏感性多形性室性心动过速

B.癫痫

C.先天性长QT间期综合征

D.致心律失常性右室心肌病

E.J波综合征

正确答案：C

解析： 13岁儿童，因癫痫入院。作为儿童，如果发生癫痫样症状，一定要考虑离子通道病的可能，癫痫表现的抽搐很可能是因为意识丧失、晕厥引起（如阿-斯综合征）。

离子通道病中遗传性长QT间期综合征的发病率最高，约为1/2000（黑种人的发病率明显低一些）。致心律失常性右室心肌病（ARVC）虽然不是离子通道病，而是遗传性心脏病，发病率约为1/10 000。儿茶酚胺敏感性多形性室性心动过速（CPVT）的发病率也低于长QT间期综合征。

该患者的诱发因素是飞机飞过，噪声较大，刺激交感神经而发病。ARVC一般和运动有关，发病年龄稍大，在20岁左右，13岁很罕见。J波综合征和交感刺激关系很小。所以选项A、E可能性小。

CPVT的特点是心脏结构正常，静息12导联心电图正常。

长QT间期综合征2型（LQT2）由突然噪声诱发发病，如飞机、突然的开门、闹铃。

该患者心电图符合长QT间期综合征。对患儿家系调查，又发现1例诊断为癫痫的LQT2，给予ICD治疗。

这个题目的焦点是以QT间期计算。首先，强调不能依靠心电图机的计算。该患者机器数据是434ms，实际应该是520ms左右。其次，$V_{3\sim4}$导联的T波（图9-2）带切迹，与低钾的情况类似，LQT2的患者，T波在下壁导联和$V_{2\sim4}$导联也会出现这种情况，类似U波的情况下，计算QT间期的时候，需要包括，低钾情况下，如果不将病理性U波包括进去，QT间期是短的，只有将U波计算进去的QT间期，才能真实地反映低钾情况下的QT间期及心室肌复极的具体情况。最后，心动过缓QTc的计算，Bazzet方程不准确。QTc最准的是Fridericia方程。FDA报道药物对QTc影响时，基本用这个方程。

在美国儿童以癫痫为表型的疾病，按照癫痫治疗后死亡。其实有可能有病例报道，儿童患离子通道病。

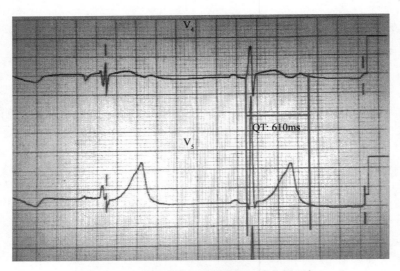

图9-2　$V_{4\sim5}$导联的QT间期测量，应包括U波

（解析　严干新）

题 10

下列哪项不是尖端扭转型室性心动过速（TdP）的特征：

A.常在动作电位2相或3相时由触发活动（早期后除极）诱发

B.QT 间期延长

C.可以被心动过缓导致的短长间期恶化

D.多形性室性心动过速

E.药物诱发多通过阻断晚钠电流而实现

正确答案：E

解析： 2017年AHA/ACC/HRS关于处理室性心律失常及预防心脏猝死的指南（2017 AHA/ACC/HRS Guideline for Management of Patients With Ventricular Arrhythmias and the Prevention of Sudden Cardiac Death）明确指出尖端扭转型室性心动过速（TdP）是在长QT间期情况下发生的多形性室性心动过速。虽然TdP属于多形性室性心动过速的范畴，但将多形性室性心动过速都称作TdP是错误的。这是因为TdP的产生机制和临床处理与非长QT间期情况下的多形性室性心动过速是不同的。TdP在动作电位2相或3相时由早期后除极（EAD）诱发。药物诱发的TdP绝大多数是由于药物阻断迟发整流钾外向电流的快激活成分（Ikr）所致。而阻断晚钠电流则缩短心室复极时间，进而缩短QT间期，如晚钠电流阻滞剂美西律可以治疗长QT间期综合征，并可用于终止TdP。

（解析　严干新）

题 11

下列哪种抗心律失常药物可以促进心房颤动的发生：

A.腺苷

B.奎尼丁

C.普罗帕酮

D.胺碘酮

正确答案：A

解析：腺苷可以诱发心房颤动。其他3个抗心律失常药物是用于治疗心房颤动的。腺苷通过激活不同的腺苷受体（A1，A2a，A2b，A3）而作用广泛。在心血管方面有两个重要的应用。第一是冠心病，可以用于腺苷负荷检查，而帮助诊断冠心病及用于血流储备分数（FFR）的检查。这些应用的基础是腺苷有扩张冠状微动脉的作用。另一个主要作用是心律失常方面。腺苷广泛用于依赖于房室结SVT的急性终止，主要通过激活A1受体，减缓或阻断房室结传导；更重要的是，半衰期极短，作用时间小于20s，安全性好。腺苷在电生理方面的主要副作用是可引起心房颤动。无创性诊断方面，心房颤动发生率约为0.41%。有创电生理方面，特别是患者有传导异常，心房颤动发生率可达10%左右。腺苷引起心房颤动的机制是开放心房肌钾通道，缩短动作电位时程（APD）及有效不应期。

（解析　严干新）

题 12

下面哪种组织的动作电位升支是由内向的钙离子流产生的：

A.心房

B.房室结

C.His束-浦肯野纤维

D.心室

E.旁路

正确答案：B

解析： 房室结的0相除极是钙通道，窦房结也是钙通道，题中其他选项均是钠通道。这是一个基本知识，但是临床应用很重要。

窦房结和房室结，0相除极速度慢，相对不应期长，传导速度慢，但传导安全性比较好。单纯钠通道阻滞剂（如利多卡因、美西律）对窦房结和房室结的影响很小。另外，两种药物（氟卡尼和心律平）主要阻断钠通道，所以影响也比较小，但氟卡尼能阻断Ikr，可能对窦房结和房室结也有一点作用，不过不明显。心律平能部分阻断β受体，所以也有部分作用。总之，钠通道阻滞剂对窦房结和房室结的影响比较小。

例如，一个年轻的预激患者发生快速心房颤动的时候，不能使用钙通道阻滞剂、β受体阻滞剂和洋地黄，但是所有的钠通道阻滞剂甚至包括胺碘酮都可以使用（指南将胺碘酮除外，但胺碘酮静脉使用主要是钠通道阻滞作用，对旁道有肯定的阻断作用，所以不是完全不能用）。

另一方面，单纯钙通道阻滞剂，如地尔硫䓬，对心室肌、心房肌的传导速度影响很小，但是会缩短动作电位，对心室肌动作电位的平台期有影响，改变心室肌动作电位时程，改变有效不应期，但是对0相除极没有影响。对正常心室肌、希-浦系统和旁路的传导没有任何影响。

（解析　严干新）

题 13

26岁女性，妊娠12周时，因运动诱发的室性期前收缩伴明显症状而就诊。希望避免这种妊娠时的心悸症状。她从未接受过抗心律失常药物治疗，并担心服用任何可能累及胎儿的药物。心电图提示存在右室流出道室性期前收缩。

应该推荐下列哪种药物：

A.胺碘酮

B.决奈达隆

C.地高辛

D.普罗帕酮

E.索他洛尔

正确答案：E

解析：对于孕妇来说任何药物都有副作用，应尽量少用药，尽量挑选对于胎儿影响小的药物。

对于孕妇用药分为 A、B、C、D、X五类。A类：是最安全的，对孕妇没有副作用。B类：动物实验证实没有副作用。C 类：危险性不能排除。D类：对孕妇及胎儿有副作用，在妊娠期间尽量避免使用 D 类及以下级别药物。

索他洛尔是B类，对右室流出道室性期前收缩有效，具有β受体阻滞作用，延长QT间期，可以延长有效不应期。地高辛虽然是C类，但使用时间长久，临床观察对胎儿没有明显作用，但对右室流出道室性期前收缩没有作用，所以不能选。地高辛对室上性心动过速有效，若孕妇有室上性心动过速时可用地高辛。无射线消融可有效，但无法普及到基层医院。

普罗帕酮为什么不能用，普罗帕酮是C类，如果有A、B类，最好不用 C 类，只有在没有挑选时才用C类，并且一定要考虑使用普罗帕酮对孕妇的获益要远大于可能的伤害。

（解析　严干新）

题 14

下面哪种情况不是心脏转复除颤器（ICD）植入适应证？

A.45岁男性患者，心肌梗死病史2年，左室射血分数（LVEF）25%，心功能 I 级（NYHA）

B.33岁女性患者，诊断为非缺血性心肌病，LVEF 35%，心功能Ⅲ级（NYHA）

C.65岁男性患者，既往有心肌梗死病史，因晕厥入院，发现有持续性室性心动过速（VT），需要给予利多卡因和多次体外电击复律

D.69岁男性患者，既往有心肌梗死病史，LVEF 45%，曾经发生心脏停搏，经体外电击后存活

E.55岁男性患者，既往有心肌梗死病史，非持续性室性心动过速（VT），LVEF 37%，电生理检查可诱发持续性VT

正确答案：C

解析：ICD指征很重要。ICD在很多时候是挽救患者生命的唯一可靠措施，但是价格昂贵，有一定副作用，所以一定要掌握好指征。心律失常性猝死风险高的患者要积极推荐，心律失常性猝死风险不高，或证明了ICD不改善预后的患者，或预计ICD风险太高的患者要避免误植入ICD。

这个题目很难，但是可以帮助大家复习思考ICD指征。初看觉得A、B、C、D、E五种情况都是很确切的ICD指征，有一级预防指征，也有二级预防指征。我们对五个选项逐个分析讨论。

A：45岁男性，2年前患心肌梗死，目前射血分数（EF）为25%，心功能Ⅰ级。

无晕厥、VT、心室颤动、心搏骤停病史，不是二级预防指征。没有强调是否长期正规药物治疗（估计已经正规药物治疗）。一级预防主要看左室射血分数，但是一般心功能Ⅱ级和Ⅲ级的患者积极推荐，心功能Ⅳ级需要慎重（主要指终末期心力衰竭，多数患者在病情稳定后，症状缓解，心功能改善Ⅱ～Ⅲ级时可以积极考虑ICD）。心功能Ⅰ级患者ICD指征较严，指南要求EF低于30%。所以这个患者ICD作为缺血性心肌病猝死一级预防指征确切。图14-1为美国最新指南关于缺血性心肌病患者猝死一级预防的推荐（急性心肌梗死后40～90d或以后）。

B：33岁女性，非缺血性心肌病，EF35%，心功能Ⅲ级。

这个选项是讨论非缺血性心肌病的ICD指征。非缺血性心肌病猝死风险比缺血性稍微低一点。最近有一点争议，DANISH研究总的人群ICD不降低总死亡率，但是年龄<68岁的亚组猝死和总死亡率都显著下降，而且最新的美国指南对于EF小于或等于35%，心功能Ⅱ级或Ⅲ级患者，积极推荐ICD进行猝死一级预防（Ⅰ类推荐，A级证据）。

C：心肌梗死病史、有晕厥、VT，虽然没有说心功能和射血分数，猝死风险高，是确切的二级预防指征。但C选项标明患者是持续性室性心动过速，且需抗心律失常药物和频繁电击治疗，说明病情尚不稳定。我们经常强调ICD不能作为急救措施，心力衰竭和心律失常病情都稳定以后才考虑ICD植入手术。所以该选项是正确答案。

最新美国指南对这个也有明确说法。Ⅲ类推荐，有害，C级证据：无休止室速心室颤动患

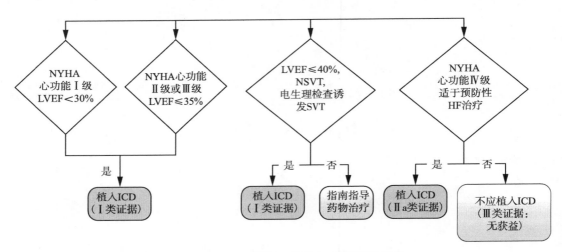

图14-1　缺血性心肌病患者猝死一级预防的推荐

NSVT.非持续性室性心动过速；SVT.持续性室性心动过速

者, 在充分有效控制室性心律失常之前不应植入ICD, 以免频繁电击治疗。

D: 69岁男性患者, 既往有心肌梗死及心脏停搏经体外电击后存活史。该患者ICD植入属二级预防指征, Ⅲ类推荐。

E: 55岁男性患者, 既往有心肌梗死病史, 非持续性VT, LVEF 37%; 电生理检查可诱发持续性VT。该患者ICD植入属缺血性心肌病患者猝死一级预防的推荐。

（解析　刘兴斌　尹德春）

题15

29岁男性，因发作性晕厥就诊。该患者在慢跑时突发意识丧失，跌倒后意识恢复。无使用其他药物史，无吸毒史，患者的父亲在41岁铲雪时猝死。体格检查未见明显异常，其心电图如图15-1所示。

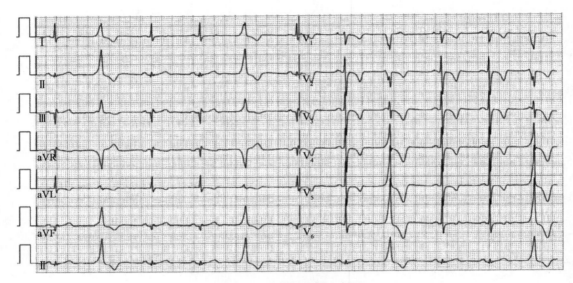

图15-1　患者12导联心电图

结合病史、体格检查及心电图，该患者最有可能的诊断是：

A.致心律失常性右室心肌病

B.右室流出道（RVOT）室性心动过速

C.肥厚型心肌病（HCM）

D.长QT间期综合征

E.J波综合征

正确答案：A

解析：心电图V_1、V_2导联可见较为明显的Epsilon波。Epsilon 波是诊断致心律失常性右室心肌病（ARVC）的一个特异性高ECG标志，但只在约50%的ARVC患者ECG中出现。Epsilon波有时会在除$V_1 \sim V_3$导联之外的导联上出现。此外，心电图也显示来源于右室的室性期前收缩，是诊断ARVC的另一证据。心脏结节病患者的心电图也可能出现Epsilon 波。结节病患者常有房室传导阻滞，且室性期前收缩为多源性，即来源于左室，也可能来源于右室，或两者共存。而ARVC患者一般只有来源于右室的室性期前收缩。

ARVC心电图的其他表现有$V_1 \sim V_3$导联T波倒置。但本题中患者的T波普遍倒置，所以T波倒置在这个病例的诊断价值不高。

其他选项不会出现Epsilon 波。另外，虽然RVOT室性心动过速也会引起晕厥，但比例不高。该心电图QT间期不长，且初次发病年龄较大，不支持遗传性长QT间期综合征。也不支持J波综合征，一是心电图上没有J波，二是晕厥发生在运动时，而J波综合征的晕厥多发生在睡眠或静息状态中。

（解析　严干新）

题 16

26岁男性，当地急诊心电图提示宽QRS心动过速，静脉注射胺碘酮后心动过速终止。患者就诊求进一步评估。心动过速时记录的12导联心电图如图16-1所示。

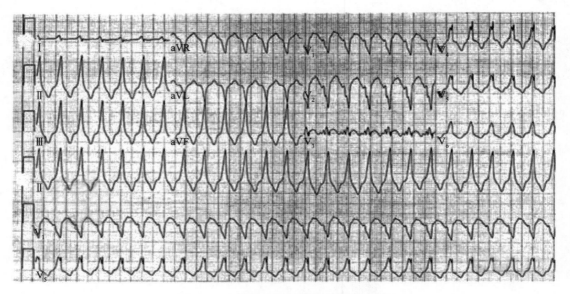

图16-1　心动过速时记录的12导联心电图

以下诊断最可能的是：

A.J波综合征

B.室上性心动过速伴左束支差传

C.特发性室性心动过速-左室流出道起源

D.特发性室性心动过速-右室流出道起源

E.ARVC相关室性心动过速

正确答案: E

解析: 致心律失常性右室心肌病(ARVC)相关室性心动过速。这个题的考点是如何鉴别ARVC相关室性心动过速和右室流出道起源的特发性室性心动过速。对于这张心电图,支持ARVC相关室性心动过速有两点:室性心动过速时QRS宽度>120ms;QRS波有顿挫。其他线索支持ARVC相关室性心动过速还包括室性心动过速时,胸前导联移行在V_5或之后的导联。窦性心律时,ARVC患者心电图V_1~V_3导联可能有Epsilon波及T波倒置。

（解析　严干新）

题 17

31岁男性，因心搏骤停幸存入院，有吸毒史。入院心电图如图17-1所示。

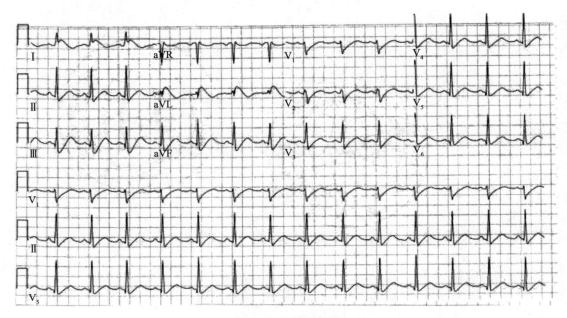

图17-1　入院心电图

心脏超声及冠状动脉造影检查均正常，请诊断与解析。

诊断： J波综合征

解析： 窦性心律，I、aVL导联见巨大J波，ST段下斜型且伴有T波倒置，与Brugada 波I型类似，提示在细胞水平，心室外膜动作电位2相穹窿的丢失，并有可能伴有隐匿性2相折返。如图17-2所示：

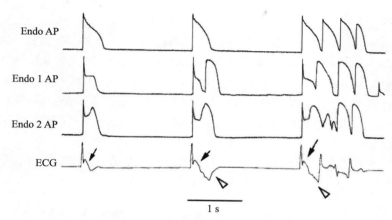

图17-2　隐匿性2相折返发生机制图

隐匿性2相折返在心电图上表现为：巨大J波，ST段下斜型且伴有T波倒置（见箭头，Endo AP：心内膜动作电位；Epi AP：心外膜动作电位）（图17-2）。

J波的出现应考虑毒品如可卡因抑制I_{Na}所诱发。心搏骤停原因是2相折返导致的心室颤动；虽然QT间期延长，但QTc只有0.49s左右，由此导致TdP可能性小。

（解析　严干新）

　　56岁非洲裔女性,既往无心脏病但有晕厥史,因反复晕厥入院。在过去4年间,患者多次发生晕厥,每年3~4次,晕厥多在身感不适伴寒战时发生。入院前2天有晕厥发作,晕厥发作前有头晕症状。入院当日患者出现过约15s的意识丧失,其丈夫见证了整个过程。患者眼球上翻,但无抽搐或大小便失禁。否认胸痛或气短。入院时有低热,被诊断为泌尿系感染。

　　患者一兄弟在30岁死于枪伤事故,另一兄弟在60岁死于艾滋病。父母均患有晚期肾脏病需血液透析,死于60~70岁。

　　体检包括心脏检查无明显异常,无直立性低血压。心脏超声显示左右室收缩功能正常,左室射血分数60%,无节段运动异常。心电图见图18-1。

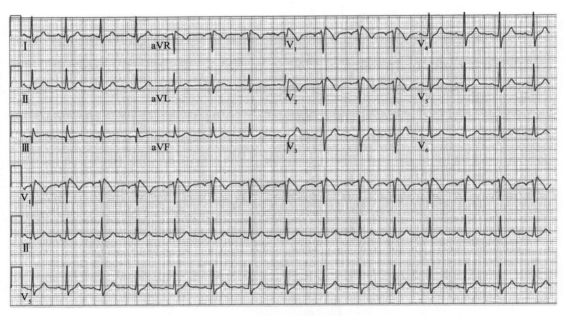

图18-1　患者12导联心电图

患者处理下一步哪项最为合理?

A.急症心导管

B.患者出院行院外心电监测2周随访

C.心脏电生理检查

D.心脏转复除颤器(ICD)植入

E.基因检测

正确答案：D

解析： 患者主诉是晕厥，而且入院前频繁发作。患者没有胸痛、气短等急性冠脉综合征临床表现。心电图$V_{1\sim2}$ ST段/J点抬高，T波倒置，符合Ⅰ型Brugada心电图特征，加上反复晕厥，且多在发热寒战时出现，Brugada综合征诊断成立。因为不符合STEMI，所以没有急症心导管指征。当然排除器质性或结构性心脏病做心脏超声等检查是有必要的。心脏超声无节段性运动或其他明显异常，患者没有胸痛、胸闷或气短，没有必要做心肌缺血检查。鉴于反复晕厥，心源性猝死危险性高，需要安装ICD预防猝死（Class Ⅱa 指征，由于电生理检查对患者的治疗方案没有指导作用，且电生理检查阳性对危险分层一直存在争议，因此，该患者不需要进行电生理检查）。Brugada综合征为常染色体显性遗传，具有不同外显率，需要结合临床病史及心电图对一级家族成员进行临床筛查。但是这只能是在对先证者进行了治疗，如ICD植入之后进行。Brugada综合征基因异常多数与心肌钠通道基因突变有关，但很多突变尚未完全明了，对基因筛查存在异议。若先证者突变基因明确，对家族成员的基因突变筛查有一定指导意义。综上所述，下一步患者处理以安装ICD一级预防心源性猝死最为合理。

（解析　周瑞海）

题 19

临床重要的心律失常中，最常见的机制是什么？

A.触发活动

B.自律性异常

C.折返

D.早期后除极

E.2相折返

正确答案： C

解析： 重要的快速性心律失常如心房扑动、房室结折返性心动过速、房室折返性心动过速及结构性心脏病单形性室性心动过速的维持机制是折返。这些心律失常的特点都有一个相对固定的折返环。心房颤动、多形性室性心动过速及心室颤动的维持机制是功能性折返，其折返环是功能性的，会随时间而变。维持折返的最重要条件是折返周长（传导速度×动作电位的有效不应期）小于折返环的长度。有同道问，为什么将2相折返从折返中单独列出来。虽然"2相折返"中有"折返"两个字，但从机制上看，2相折返并不具备有折返的特征。2相折返会在以后的答题中再作讨论。通常情况下，触发活动如早期后除极或延迟后除极可诱发折返性心动过速。延迟后除极也可作为维持心动过速的主要机制。自律性异常是由于自律性增强或非自律性细胞发生了自律性活动。常见自律性异常的心律失常有不正常的窦性心动过速和加速性交界心动过速等。

（命题　严干新；审校　严干新　王　帅）

题 20

下列哪项不是尖端扭转型室性心动过速（TdP）的特征性表现?

A.机制为发生于动作电位2相或3相的触发活动（早期后除极）

B.QT间期延长

C.常在心动过缓并短-长偶联间期时恶化

D.多形性室性心动过速

E.应用胺碘酮时经常诱发

正确答案：E

解析： TdP是一种特殊类型的多形性室性心动过速。所谓"特殊"，是指TdP专用于描述伴有QT间期延长（先天性或获得性）的多形性室性心动过速。与不伴有QT间期延长的多形性室性心动过速相比，其在发病机制及治疗方法上均有明显区别。

目前认为，发生在动作电位2相或3相的触发活动，即早期后除极（EAD）是TdP发生的启动机制。当其达到阈电位时，即产生一个R-on-T的室性期前收缩。而功能性折返则是TdP的维持机制。因此，复极离散度的增加是TdP发生的重要条件之一。TdP常以RR间期呈"短–长–短"方式开始，短偶联间期室性期前收缩引起一个较长的代偿间歇，其后的窦性搏动QT间期明显延长并伴有R-on-T室性期前收缩，诱发TdP。其实这种短与长间歇所关联的特殊心电图现象就是反向依赖性的核心表现。

心动过缓、使用延长QT间期的药物、电解质紊乱（低钾、低钙、低镁等）均是促发TdP的危险因素。其中，Ⅲ类抗心律失常药物如索他洛尔、伊布利特及多非利特等，作为单纯的钾离子通道阻滞剂，可延长QT间期进而诱发TdP（发生率2%～5%）；因此类药物存在反向使用依赖性，故在心率慢时（包括"短–长–短"方式中的长间歇时）延长QT间期的作用更明显，诱发TdP风险更高。胺碘酮虽归属于Ⅲ类抗心律失常药，但很少引起TdP（发生率＜1%）。究其机制，胺碘酮在阻滞钾离子通道的同时，抑制晚钠电流，从而均匀延长各层心室肌的不应期。用药后QT间期虽然延长，但跨室壁复极离散度并不增加；胺碘酮抑制晚钠电流，还使反向使用依赖性减弱。这两个作用显著减少了胺碘酮产生TdP的概率。值得注意的是，胺碘酮在某些病理情况下（如低血钾）还是有引起TdP的危险。

（命题　严干新；解析　汪　凡；审校　严干新）

题21

以下抗心律失常药物中, 减慢房室结传导作用最弱的是:

A.维拉帕米

B.美托洛尔

C.胺碘酮

D.美西律

E.地高辛

正确答案: D

解析: 房室结(atrioventricular node，AVN)的传导主要依赖L型钙通道的除极(ICa L-mediated upstroke)，维拉帕米、胺碘酮均对钙通道有阻滞作用。

交感神经激活时，其末梢的囊泡(vesicle)释放高浓度的去甲肾上腺素，激活心肌细胞膜上的β_1受体，继而激活G蛋白、L型钙通道，使钙内流增加，传导加速。美托洛尔是β_1受体阻滞剂，抑制了交感神经兴奋对L型钙通道除极的作用，使AVN传导减慢。地高辛有负性频率作用(negative chronotropic action)。目前观点认为，地高辛可能是通过反射性兴奋迷走神经(与交感神经拮抗)，抑制心肌传导(包括窦房结和AVN)。但地高辛抑制传导的具体电生理机制还不清楚。

美西律在生理浓度下对晚钠电流具有抑制作用(主要在心室肌表达)，高浓度下才会对峰钠(或快钠)电流产生影响，并且Nav1.5(INa)在AVN表达很少，故美西律对AVN的影响作用很小。综上，答案为D。

(命题 严干新 汪 凡；解析 李国良；审校 严干新)

题 22

下列哪种治疗剂量的口服药物在相对低剂量时引起TdP的风险更高?

A.奎尼丁

B.索他洛尔

C.伊布利特

D.多非利特

E.红霉素

正确答案: A

解析: 奎尼丁作为ⅠA类抗心律失常药物之一,其诱发尖端扭转型室速(TdP)的作用呈"非剂量相关性"。因其具有强的Ikr阻断作用,在相对小剂量低浓度时,其Ikr阻断可导致QT间期延长,TdP发生率增高。当其在较高浓度时,因其具有阻断钠电流(包括晚钠电流)的作用,使TdP发生率低于较低浓度时。其机制包括:①QT间期相对缩短(较低浓度时);②减小动作电位2相与3相的净复极电流,从而直接抑制延迟后除极(EAD);③减轻药物的反向使用依赖性。这就可以理解为什么有些Ikr阻滞剂并没有TdP的风险,如抗心绞痛药物雷诺嗪,因其在阻断Ikr的浓度范围内也具有阻滞晚钠电流的作用。

多非利特、伊布利特及索他洛尔均为单纯的Ikr阻滞剂,其TdP诱发作用呈剂量相关性,随着剂量增大及血药浓度的升高,TdP发生概率增加。因此类药物有明显的反向使用依赖性,故在心动过缓时QT间期延长更明显,TdP发生风险更高。

那药物反向使用依赖性的机制到底是什么。目前的观点认为,这主要与晚钠电流相关。晚钠电流失活呈电压依赖性,当心肌细胞复极外向电流减少,复极时间延长(QT间期延长)时,晚钠电流失活减少,导致动作电位时程(APD)及QT间期进一步延长。此时在药物抗心律失常作用增强的同时,TdP的风险也进一步增加。

非抗心律失常药物诱发的TdP,亦多是通过Ikr阻滞导致的,如红霉素等,通常发生于大剂量或静脉用药时,常合并其他导致TdP的危险因素(如电解质紊乱,合用其他延长QT间期的药物等)。

药物使用依赖性是指内向电流阻滞剂(包括钠及钙通道阻滞剂)类抗心律失常药物在心率快时作用更强,为什么在心率快时作用更强呢?因为药物作用的强弱取决于药物是否与相应通道结合,如果结合时间长,不能及时从相应结合部位解离,药物作用就强。当心率快时,一方面留给药物从结合部位解离的时间相对短,另一方面如果药物本身就具有从结合部位缓慢解离的特性(如ⅠC类钠通道阻滞剂普罗帕酮或氟卡尼等),药物在心率快时作用就很强。另外,ⅠB类钠通道阻滞剂如利多卡因,虽同样属于钠通道阻滞剂,因其具有结合部位迅速解离的特性,即便在心率快时,它也能较快从结合部位解离,所以利多卡因就没有明显的使用依赖性。

药物反向使用依赖性(主要是钾通道阻滞剂)是指药物在心率慢时作用更强,目前机制认为主要是晚钠电流参与。首先要明确晚钠电流具有两个特性:

(1)晚钠电流失活具有电压依赖性:如果复极时间长(如应用钾通道阻滞剂或心率较慢时),晚钠电流的失活电位(出现在复极期)就不容易迅速达到,晚钠电流通道就会持续开放,复极时间就会进一步延长。

(2)晚钠电流从失活状态恢复到备用状态的时间特别长:可达数百至上千毫秒。因此当心率较快时,舒张期相对较短,晚钠电流就没有足够的时间恢复到备用状态,当连续的快心率出现时,晚钠电流就无法为激活开放做好准备,故心率快时晚钠电流就会相对减小。而当心率慢时,一方面晚钠电流不容易达到失活电压,会持续开放,另一方面达到失活电压的晚钠电流,也可以有足够时间恢复到备用状态,为下一次的激活开放做好了准备,所以心率慢时晚钠电流相对较大。

因此,当使用钾通道阻滞剂时,一方面药物会使复极时间延长,心率慢时基于晚钠电流的特性,晚钠电流增强,复极时间会进一步延长,抗心律失常药物对复极的作用会相对更明显,这就是反向使用依赖性。

值得注意的是，虽然反向使用依赖性是钾通道阻滞剂的特性之一，但是这种特性实际和钾通道阻滞没有"因果"关系（实际是在钾通道阻滞的基础上，因为晚钠电流的参与，将钾通道阻滞剂的影响复极作用"放大"）。实际上，即便在未使用钾通道阻滞剂的情况下，在一些病理情况下，如长QT间期综合征（LQTS）时，如果心率较慢，由于晚钠电流较大，QTc间期亦会较心率快时延长，存在"反向依赖性"，而非"反向（药物）使用依赖性"（此时并没有应用钾通道阻滞剂）。可见"反向依赖性"实际是个更有内涵的概念。

（命题、解析　严干新）

题23

　　62岁非裔美籍男子，因乏力、恶心、咳黄痰1周前往急诊室就诊。患者否认胸痛，但近来出现活动耐量下降伴足踝水肿。既往病史：高血压、高脂血症、2型糖尿病、痛风和慢性肾脏病。每日用药：阿司匹林、胰岛素、辛伐他汀、呋塞米和赖诺普利。在上一次就诊时，患者同意接受上肢动静脉造口术为进行长期血液透析（血透）做准备。吸烟15年，1包/天。急诊体查：血压165/100mmHg，心率90次/分，血氧饱和度93%，双下肺可闻及啰音，心电图（图23-1）如下。

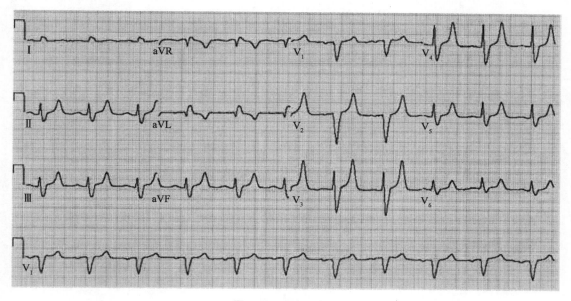

图23-1　患者心电图

下列哪项能最好地解释该患者的心电图表现？

A.充血性心力衰竭

B.左室肥厚

C.冠心病

D.肺部疾病

E.慢性肾脏病

正确答案: E

解析: 上述心电图最显著的异常为T波高尖, 提示高钾血症。虽然该患者同时合并多种疾病, 但最可能导致高钾血症的原因是慢性肾衰竭加重。从患者已经准备接受长期血透可推断患者近期出现了肾功能恶化。此外, 恶心、乏力和活动耐量下降正是尿毒症的常见症状, 足踝水肿、双肺啰音和高血压是由肾功能不全所致的容量负荷过重的表现。慢性肾脏病患者出现高钾血症可有不同的诱因, 其中药物因素如用保钾利尿剂、血管紧张素转化酶抑制剂或血管紧张素受体拮抗剂是重要诱因之一。

(1)尽管充血性心力衰竭可引起肾功能恶化, 但不会导致高钾血症。该患者容量超负荷是由肾衰竭所致, 而非心力衰竭。

(2)左室肥厚的心电图表现包括V_1导联S波加深, V_5、V_6导联R波增高。该患者心电图无上述表现。

(3)冠心病患者心电图可见病理性Q波或相邻导联ST-T异常改变, 但不会出现T波高尖。急性心肌梗死超急性期可以出现T波高尖, 但该患者无胸痛。

(4)严重的肺部疾病可导致右心肥厚, 心电图上可表现为V_1导联出现高大的R波和V_5、V_6导联出现深S波, 而T波高尖则往往提示高钾血症。

(命题、解析 尹德春 王 帅;审阅 欧加福 尹德春)

题24

6岁女性患儿,因在过去6个月内2次晕厥就诊,未服用任何药,心电图如下(图24-1)所示。

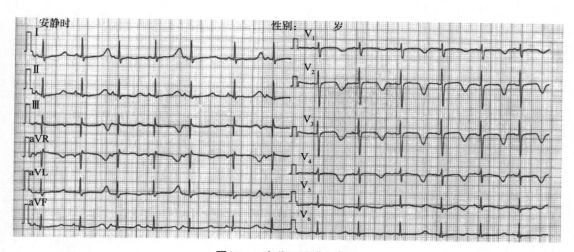

图24-1 患儿12导联心电图

下面哪一项处理是最适当的?

A.植入ICD

B.β受体阻滞剂

C.基因检测

D.电生理检查

正确答案： A

解析： 前文有涉及LQT综合征的题，患者需要植入心脏转复除颤器进行二级预防。大多数同道却挑选"基因检测"。因此，有必要再出一个类似的题，加强这方面的理解。本题中的6岁女性患儿在过去6个月内2次晕厥。心电图提示LQT综合征。从T波形态来看，应属于LQT3或LQT8。T波电交替提示该患儿应是LQT8（后来的基因检测也证实了这一点）。有同道根据指南认为最适当的下一步应是答案B：β受体阻滞剂。其实，这是未能很好地理解指南。2013HRS及2015ESC指南指出，对一些极高风险的患者，应植入ICD进行预防。极高风险包括：QTc长于600ms、T波电交替、LQT8，以及7岁之前有晕厥史。本题中的6岁女性患儿具有以上所有极高风险因素，应立即植入ICD。对于这么小的患者，应考虑皮下ICD的植入。在植入ICD后，可以考虑β受体阻滞剂以及基因检测。不管基因的检测结果如何，都不会改变对该患儿的处理。此外，值得指出的是，β受体阻滞剂对LQT3或LQT8的效果相对不好。指南引用了一项研究指出，7岁之前有晕厥史的患儿即使服用β受体阻滞剂，发生心律失常的风险也很高。对于LQT综合征，电生理检查无任何价值。

（命题　严干新　王　帅；解析　严干新）

二、提　高　篇

题 25

69岁男性，心脏再同步化除颤器（CRT-D）植入术后，定期门诊随访，目前无症状。程控时，程控仪报告了一系列引发起搏器发生模式转换（AMS）的高频率心房事件。图25-1是一段代表性腔内程控图。

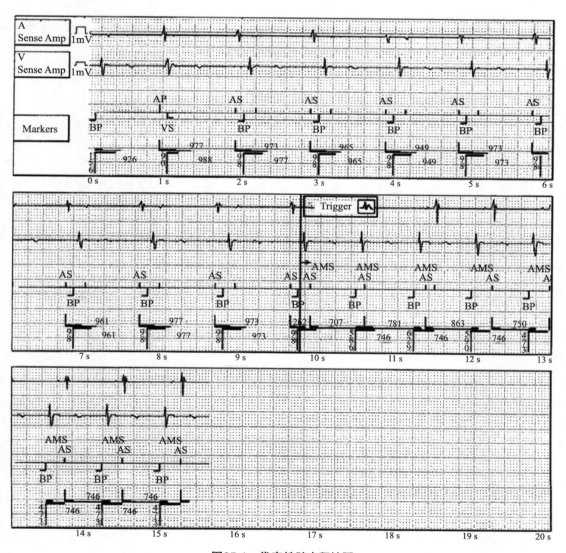

图25-1　代表性腔内程控图

下一步治疗方案：

A.开始每天服用双香豆素

B.开启起搏器介导心动过速干预功能

C.把心房感知灵敏度从0.5mV调至1.0mV

D.将对心房的高频率检测频率程控至200次/分

E.将心室后心房空白期延长到160ms

正确答案: E

解析: 本例标记通道中可见绝大部分心室起搏后固定位置(140~150ms)可见"心房电位",由于感知房室间期(SAVI)约100ms,可排除心室起搏逆传心房(房室交界区处于不应期,不存在逆传条件),需要鉴别真正的房性期前收缩和远场感知,由于提早的心房感知(AS)和双室起搏(BP)固定,并且在AMS后仍表现为As与Vp固定,而与真正的窦性心律无关,因此,可以肯定心房电极发生了远场感知才导致反复发生AMS,因此要避免这种情况,应将心室后心房空白期延长大于Vp-As间期,正确答案为E,将心室后心房空白期延长至160ms。

(解析 叶沈锋)

题 26

47岁男性，心悸1个月就诊，以下是动态心电图（Holter）（图26-1），该如何诊断？

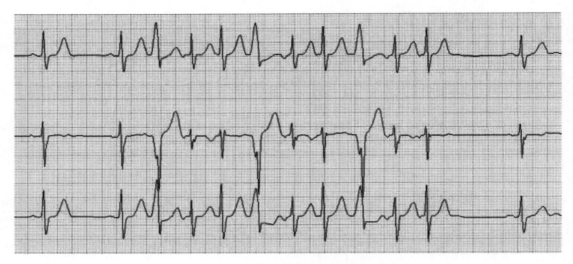

图26-1　患者Holter片段

A.窦性心动过缓，房性心动过速部分伴心室内差异性传导
B.窦性心动过缓，房性心动过速，室性期前收缩
C.窦性心动过缓，房性心动过速伴间歇性心室预激
D.窦性心动过缓，室性期前收缩诱发反复搏动

正确答案: D

解析: 提前出现的宽大畸形QRS-T波群,其前无相关P波,可以明确为室性期前收缩,其后窄QRS波群前均可见倒置P波,呈现宽QRS-倒置P波-窄QRS序列,符合反复搏动心电图特点。在该患者动态心电图的其他时间段也发现了典型的室性反复搏动心电图,如图26-2A。图26-2B为室性期前收缩诱发2次反复搏动,图26-2C为室性期前收缩诱发2次反复搏动,并出现不完全性反复搏动。结合图26-2A、B、C,可以明确本题心电图,是室性期前收缩诱发2次反复搏动并连续出现,如梯形图(图26-3)所示。

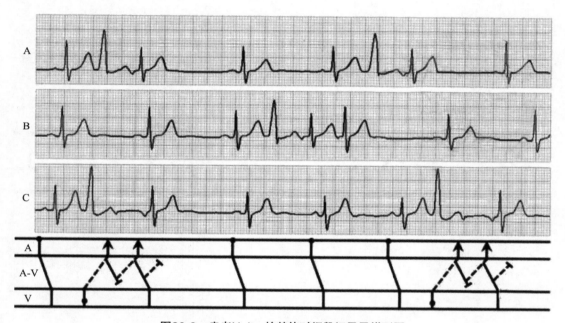

图26-2 患者Holter的其他时间段记录及梯形图

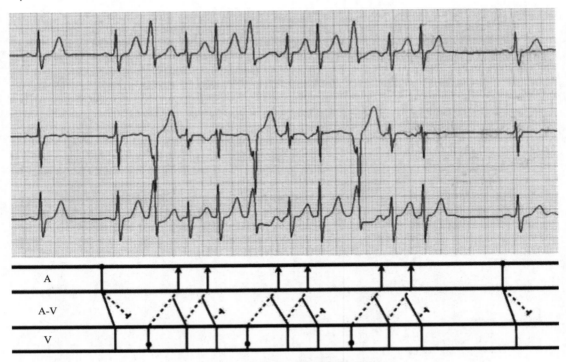

图26-3　本例Holter记录及梯形图

（解析　叶沈锋）

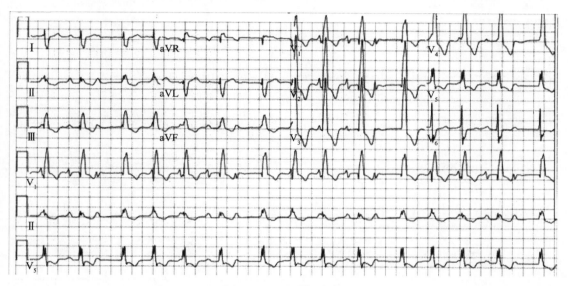

题 27

根据心电图（图27-1），请判断该心电图的基本节律及存在何种类型的传导异常。

图27-1　12导联心电图

请选出正确的选项：

A.窦性心动过速，加速性室性自主节律

B.窦性心动过速，房室文氏现象，右束支传导阻滞

C.窦性心动过速，完全性房室传导阻滞伴交界性逸搏心律，右束支传导阻滞

D.窦性心动过速，完全性房室传导阻滞伴室性逸搏心律

E.窦性心动过速，时而窦性下传，时而交界区逸搏，右束支传导阻滞

正确答案：B

解析： 完全性房室传导阻滞时，逸搏心律一般是规整的。该心电图中，QRS波群不规整，排除完全性房室传导阻滞。另外，心室率太快也不符合逸搏心律特点。P波规律发生。P_4、P_5 和 P_6 明显可见，可以测出PP间期。用这一PP间期从 P_4 向后测量，P_3 刚好在QRS波群之前（可以从其他QRS波群的形态判断出，rsR'的"r"波）。P_2 正好在QRS波群中，P_1 也可以看到。因此，可以判断出规整的窦性心率（115次/分）。QRS波不规则，但是P波规则，最大的可能是窦房结发放冲动，引起QRS波群发生。图27-1所示为5:4房室文氏现象，P_3 和 P_4 下传引起的QRS波群不是紧随其后的QRS波群，而分别是其后第2个QRS波群，图27-2中的梯形图有助于理解图27-1。

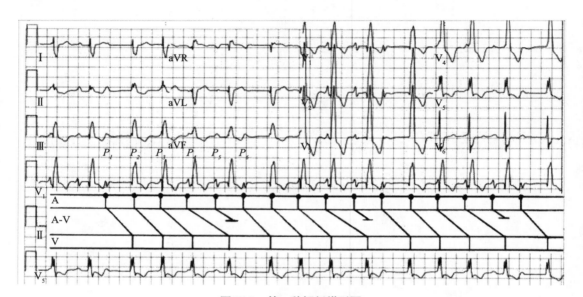

图27-2　第一种解析梯形图

补充解析： 此题争论的关键就是在于长 P_1R（560ms）间期原因：第一，P_1 落在了前1个QRS波群的T波上，生理性干扰，引起 P_1R 延长；第二，房室结存在基础病变，再加上生理性干扰（P_1 落在了前1个QRS波群的T波上），引起 P_1R 延长；第三，P_1 经房室结慢径传导。

原题解析认为：每1个文氏周期的第1个P波都落在了前1个QRS波群的T波上，从而引起PR间期延长并文氏（也有可能合并基础AV结病变），最后漏搏。

第二种解析认为：每1个文氏周期的第1个P波是 P_0（P_1 前的P波），由于 P_0 后的 P_1 落在了前1个QRS波群的T波上，从而引起PR间期延长并文氏，最后漏搏。漏搏后PR间期？恢复260ms，其后P波落在QRS波群的T波上，开了下一个周期。或 P_1 转为慢径下传，导致 P_1R 延长，同时合并文氏，最后漏搏，漏搏后恢复快径传导。下一个周期开始。P_1 之后连续慢径传导的原因，可能为快径受阻于希浦系统（图27-3）。

严干新教授分析：两个答案都很有道理，但我更倾向于原题答案。漏搏之后的PR间期可以很长的，不一定都是短的，当然这取决于房室结的功能情况，如基础情况就有一度房室阻滞。当心动过速2:1传导时，传导的PR间期也可以很长，不一定漏搏后紧接着的PR间期就一定短。快速的窦性心律可以干扰房室结，也会表现在恢复的第1跳出现长PR间期。另外，240ms左右

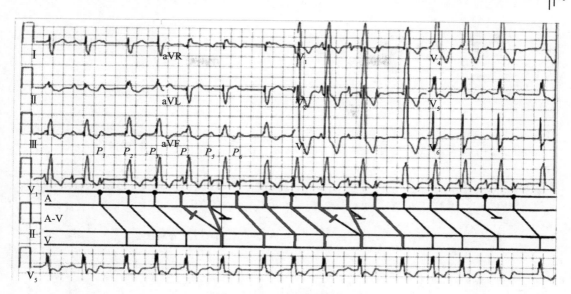

图27-3 第二种解析梯形图

的PR间期突然一下变成了560ms的PR间期，且同样的情况周期性出现（即不太符合所谓的双径路），一般较少发生。逐渐延长更符合房室结的生理学特征。PR间期一开始就长，然后逐渐延长，这种情况更合理一些。总之，这两种情况的可能性都有，都无原则性的错误，仅有的资料也无法进一步证实。

（解析 沈 灯 陈有昌 严干新）

题 28

55岁女性，反复阵发性心悸10余年，以下是患者发作时的心电图（图28-1）。

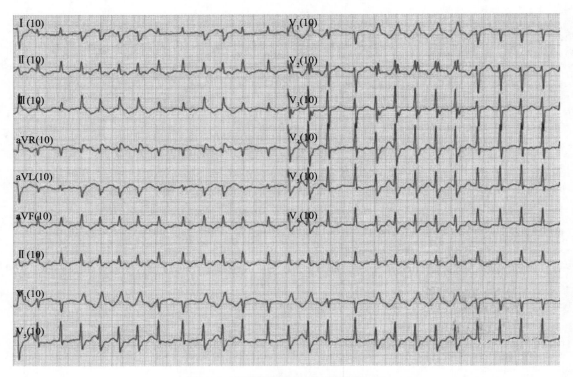

图28-1　患者心悸发作时记录的心电图

最可能的诊断是：

A.心房颤动伴间歇性心室预激

B.心房颤动伴室性心动过速

C.房性心动过速部分伴心室内差异性传导

D.顺向型房室折返性心动过速部分伴心室内差异性传导

正确答案: D

解析: 该心电图特点如下: 心率约160次/分, QRS波有宽有窄, 宽QRS波呈右束支传导阻滞图形, RR间期不规则, 但仔细观察下壁导联可以发现每个QRS波后均存在逆行P波, RP′间期固定, RP′间期>PR间期, 我们通过食管导联心电图证实了这一点, 因此, 可以明确诊断为顺向型房室折返性心动过速, 部分伴心室内差异性传导。该心电图最大的疑点在于RR间期明显不规则, 食管导联心电图显示RP′间期固定, RR间期不规则是由于PR间期显著不规则造成, 图中PR间期主要呈两种, 考虑存在前传双径路, 另可能受到前周期、神经张力、隐匿性传导等因素影响, 两种P′R间期各自也存在轻度不规则。

（解析　叶沈锋）

题 29

54岁女性，反复阵发性心悸10余年，伴晕厥3次入院。经食管电生理检查予以$S_1S_1$160ppm非程序刺激＋异丙肾上腺素静脉滴注后诱发宽QRS波群心动过速。体表及食管导联同步记录如图29-1所示。

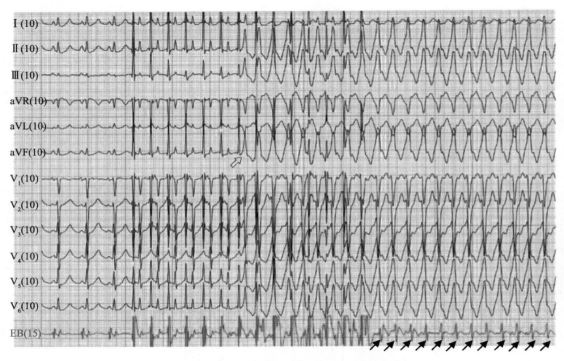

图29-1　电生理检查过程中体表及食管导联同步记录

宽QRS波群心动过速诊断为：

A.逆向型房室折返性心动过速（A-AVRT）

B.顺向型房室折返性心动过速（O-AVRT）

C.功能性完全性左束支阻滞（CLBBB）

D.束支折返性室性心动过速（BBR-VT）

正确答案：C

解析：患者在食管心房调搏中应用了异丙肾上腺素后，体表心电图示窦性心律，频率100次/分，PR间期150ms，QRS波群时限正常，予以$S_1S_1$160ppm刺激，前6次刺激激动沿房室结-希浦系呈1:1前传，QRS波群正常；第7次刺激（空心箭头所指）后诱发宽QRS波心动过速（第一心搏为室性融合波），频率187次/分，$V_{1～3}$导联呈rS型，r波宽达40ms，Ⅰ呈rs型，Ⅱ、Ⅲ、aVF、$V_{4～6}$呈R型；QRS波群时限达160ms，刺激终止后均有逆行P波（食管导联清晰，黑箭头指示），RP′固定为100ms，由Brugada四步法宽QRS波心动过速鉴别诊断流程不符合（O-AVRT）伴LBBB（可排除答案B）。该患者体表心电图及食管心房刺激未见心室预激图形，诱发宽QRS波群心动过速第一心搏为室性融合波，不符合A-AVRT（可排除答案A）。BBR-VT是一种心室内大折返活动，折返环路包括希氏束，左、右束支，室间隔及浦肯野纤维。发作时QRS波多呈左束支阻滞图形，临床多见于结构性心脏病，最常见的为扩张型心肌病，亦可见于冠心病、肌强直性萎缩、肥厚型心肌病等情况。其病理机制为弥漫性纤维瘢痕组织累及传导系统，平素心电图多有PR间期延长及QRS波群增宽，显然该例患者与之不符（排除答案D）。

特发性右室流出道室性心动过速（RVOT-VT），据国外报道RVOT-VT约占所有特发性室性心动过速的80%。RVOT-VT可分为两种主要的临床表现形式：反复性单形性室速（repetitive monomorphic ventricular tachycardia, RMVT）及阵发性持续性单形性室速（paroxysmal sustained monomorphic ventricular tachycardia, PSMVT），均对腺苷敏感，其中多数为RMVT，少数为持续性，但两种有一定重叠，而RMVT患者在静脉滴注异丙肾上腺素或程序电刺激可出现持续性室性心动过速。Gallavardin 1922年首次描述RMVT，1947年Parkinson报道9例RMVT，1983年证实RMVT起源于右室流出道，1/3 RMVT患者可无临床症状。主要表现有心悸、头晕、不典型胸痛，10%可有晕厥症状，心搏骤停罕见。好发于30～50岁，60～70岁也有报道，女性较多见。

RVOT-VT发生机制认为是儿茶酚胺介导的延迟后除极（DAD）和触发活动。触发活动与儿茶酚胺引起细胞内环磷酸腺苷（cAMP）增加可导致细胞内钙增加和钙从肌质网内释放所致DAD与Na^+-Ca^{2+}交换产生一过性的内向电流Iti有关，腺苷通过减少受儿茶酚胺刺激后细胞内cAMP的水平，从而减弱cAMP所激活的ICa（L）和Iti，因此，腺苷对因cAMP介导的触发活动所致的室性心动过速有效。

RVOT-VT发作时QRS波群较宽，多在0.14～0.16s，呈类左束支阻滞图形，Ⅱ、Ⅲ、aVF导联呈正向高幅R波，Ⅰ导联QRS波群形态与室速在右室流出道内的位置有关，低幅负向提示起源右室流出道间隔部，呈R形态（振幅≥0.5mV）提示起源右室流出道游离壁。起源点接近肺动脉瓣和偏向游离壁时QRS波群胸导联移行快（多在V_3之前，即V_3R/S>1），起源点离肺动脉瓣远近间隔部时，胸导联移行慢，多在V_3之后。临床上绝大多数RVOT-VT起源于右室流出道间隔部。

RVOT-VT不易被心室期前收缩刺激诱发，而易被心房或心室S_1S_1刺激诱发，应用异丙肾上腺素激发后更易诱发，故又称儿茶酚胺敏感性室性心动过速。本例患者结合临床情况及心电图表现均符合RVOT-VT，心动过速发作后表现为PSMVT，立刻停用异丙肾上腺素，心动过速转为RMVT（图29-2）及与室性心动过速同形态的室性期前收缩，数分钟后恢复正常。

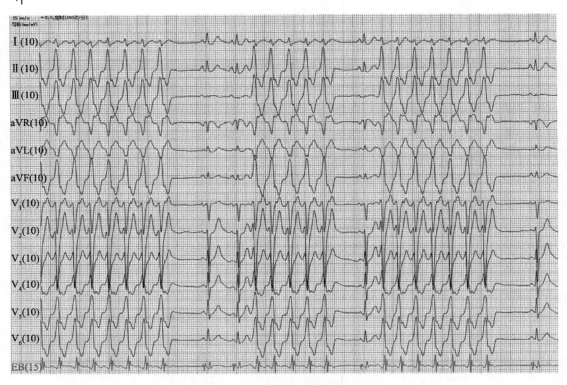

图29-2 停用异丙肾上腺素后心电图

（解析 蒋 勇）

　　51岁男性，急性下壁心肌梗死第2天出现完全性房室传导阻滞，逸搏心律，45次/分，血压90/60mmHg。两次静脉注射阿托品1mg无明显变化。因心脏介入医生未在现场，不能马上行临时起搏治疗。患者可以使用下列哪种药物治疗？

　　A.雷诺嗪

　　B.双嘧达莫

　　C.氨茶碱

　　D.伊布利特

　　E.腺苷

正确答案: C

解析: 完全性（三度）房室传导阻滞（cAVB）可以发生在急性下壁和急性前壁心肌梗死，其中急性下壁心肌梗死合并cAVB一般为房室结内或房室结以上水平阻滞，常从一度或二度Ⅰ型房室传导阻滞逐渐发展而来。其逸搏频率通常比较稳定，常在40次/分以上，其中70%为窄QRS波，30%为宽QRS波。完全性房室传导阻滞多为一过性，常在几日内恢复。急性下壁心肌梗死合并cAVB的可能机制包括：①合并房室结动脉低灌注导致的房室结部位的心肌缺血或心肌梗死，但是部分患者可能存在希-浦系统缺血；②迷走神经功能亢进；③房室结周围缺血性代谢产物，如腺苷产生过多。

迷走神经功能亢进导致cAVB阿托品治疗有效，其他机制导致cAVB应用阿托品无效。Altun等研究提示在急性下壁心肌梗死发病24h内阿托品治疗无效cAVB与房室结严重或一过性缺血有关，而急性下壁心肌梗死发病24h内可能与房室结周围缺血性代谢产物，如腺苷产生过多有关。因此，应用腺苷拮抗剂如氨茶碱、甲基黄嘌呤可以改善这些患者的cAVB。氨茶碱是一种竞争性腺苷拮抗剂，Altun等入选6例急性下壁心肌梗死发病24h内出现阿托品治疗无效的cAVB患者，应用两次静脉氨茶碱（每次240mg）治疗后，其中5例患者恢复房室1:1传导，1例患者转变为二度Ⅰ型房室传导阻滞。

雷诺嗪最早作为抗心绞痛药物上市，主要抑制脂肪酸β-氧化，使葡萄糖氧化增加，改善心肌缺血缺氧时的氧利用率，后来研究发现雷诺嗪是一种多离子通道阻滞剂，治疗浓度下，主要抑制心房肌和心室肌细胞晚钠电流，较高浓度还可以抑制Ikr与峰钠电流，目前主要用于心绞痛的治疗和心房颤动的预防和治疗。

双嘧达莫为抗血小板药物，同时具有血管扩张作用，其抗血小板作用机制可能为：①抑制血小板摄取腺苷。②抑制磷酸二酯酶，使血小板内环磷酸腺苷（cAMP）增多。③抑制血栓烷素A2（TXA2）形成；其抑制血小板摄取腺苷的作用可能会导致局部组织腺苷水平升高，增加房室传导阻滞的风险。

伊布利特为Ⅲ类抗心律失常药物，可以选择性阻断Ikr同时可以促进平台期缓慢钠内流和钙内流，延长复极时间和QT间期，主要用于新发心房颤动或心房扑动的转复，可使房室结有效不应期延长，AH间期延长，有增加房室阻滞的风险。

腺苷可以导致房室传导阻滞。

（解析 刘 彤；审核 严干新）

参 考 文 献

Altun A, Kirdar C, Ozbay G. Effect of aminophylline in patients with atropine-resistant late advanced atrioventricular block during acute inferior myocardial infarction. *Clin Cardiol*, 1998, 21（10）: 759-762.

Gong M, Zhang Z, Fragakis N, et al. Role of ranolazine in the prevention and treatment of atrial fibrillation: A meta-analysis of randomized clinical trials. *Heart Rhythm*, 2017, 14（1）: 3-11.

题 31

58岁男性，因心室颤动导致的晕厥就诊，无家族性心脏性猝死病史，心导管和二维超声检查正常，心电图基本正常，除了QTc360ms。该患者接受了ICD植入术，并经历多次ICD放电。遥测记录到频发非持续性多形性室性心动过速，其中一次急诊室记录的心电图片段如图31-1所示。

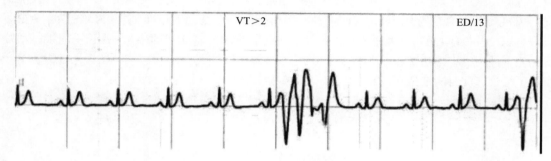

图31-1 急诊心电图

基因检测显示*CACNA1C*（L型钙离子通道）基因突变。为了减少ICD放电，下列哪一种抗心律失常药物最合适？

A.索他洛尔

B.奎尼丁

C.胺碘酮

D.多非利特

正确答案: B

解析: 如果排除继发因素, QTc小于或等于330ms可以诊断短QT间期综合征; 如果QTc间期为330~360ms, 再加上以下任何一条, 就可以诊断短QT间期综合征: ①有短QT间期综合征的家族史; ②短QT间期综合征相关的基因突变; ③不明原因心室颤动发作; ④家族中有40岁左右猝死亲属, 超声检查正常, 可以诊断短QT间期综合征。这名患者有不明原因的心室颤动发作植入了ICD, 后来反复发作, 当时没有诊断出来。医生值班时, ICD又放电了, 当时的联律间期只有220ms左右, 他的T波非常清楚, 这是2009年的心电图, QTc360ms, 诊断短QT间期综合征。治疗选择延长QT间期药物。为什么选B呢? 短QT间期综合征一般选两种药物索他洛尔和奎尼丁, 第一个原因是临床与基础研究结果奎尼丁比索他洛尔好, 第二是QT间期综合征基因突变要么外向电流增加, 要么内向电流减少, 这名患者是钙通道基因突变, 他的突变是钙内流减少, 所以短QT间期综合征和Brugada综合征的发生机制相似。我们发现两者可同时存在的情况: 短QT间期综合征有Brugada波的存在, Brugada综合征患者QT间期也相对的短, 奎尼丁不但可以延长QT间期和有效不应期(患者室性期前收缩的联律间期很短, 延长不应期是治疗目标), 而且也可以防止Brugada综合征出现的2相折返, 可谓是一石二鸟, 因此这名患者给予奎尼丁治疗, QT间期维持在410ms左右, 7年来从未发作过一次心室颤动。

(解析　严干新)

题 32

7岁女童，反复晕厥史，动态心电图如图32-1所示。

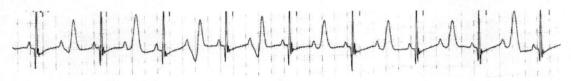

图32-1 单导联动态心电图

下面哪个论述是正确的：

A.窦性心动过速伴伪差

B.窦性心动过速伴间歇性差传

C.窦性心动过速2:1房室传导阻滞

D.窦性心动过速伴间歇性预激

正确答案：C

解析： 该患者存在遗传性长QT间期综合征。由于显著延长的心室复极，导致了2∶1房室传导阻滞。高耸的T波，加上相对窄的底部及长的ST段，提示该患者的长QT间期综合征是由于基因突变导致的内向电流增强所致，比如钠内向电流增强的LQT3 或者钙内向电流增强的LQT8。因2∶1 房室传导阻滞多见于LQT8，该患者极有可能患有遗传性LQT8 综合征。长QT 间期综合征中的2∶1 房室传导阻滞是由于显著延长的心室复极，故阻滞部位在希-浦系统或者心室肌，而不在房室结。因此，晚钠电流阻滞剂美西律可通过缩短心室复极（QT）而消除或减轻2∶1 房室传导阻滞。

（解析　严干新）

题 33

89岁男性,主动脉瓣置换术后第一天的动态心电图。患者术前心电图显示RBBB。术后动态心电图(图33-1)中QRS波呈现LBBB形态(箭头所示)。

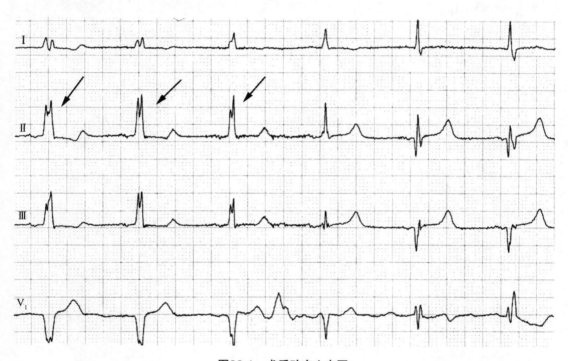

图33-1 术后动态心电图

请问最可能的解释是什么:

A.通过左束支慢传导

B.室性期前收缩伴希-浦系统隐匿性传导

C.左束支阻滞

D.房束旁道传导

正确答案：A

解析： 这份心电图（图33-1）不同形态的QRS波：完全左束支传导阻滞（LBBB）、不完全LBBB、近乎正常、不完全右束支传导阻滞（RBBB）及完全RBBB；PP及PR间期基本恒定，提示箭头所示的QRS是由于左束支传导不同程度缓慢，慢于右束支传导所致。理论上讲，右束支传导加速，快于左束支传导，也会产生LBBB。但病史和动态心电图不支持。当左、右束支传导速度相近时，QRS波近乎正常（第四跳）。这也提示患者术前的RBBB则是由于右束支传导缓慢，慢于左束支传导所致。显然，主动脉瓣置换术损伤了左束支，导致了左束支的传导减慢。一般认为左右束支传导时间相差40ms以上时即可出现完全性束支阻滞。随着左束支传导的改善，患者的RBBB重新显现。房束旁道传导导致LBBB形态的可能性不能完全被排除。当PP及PR间期基本恒定时，从房束旁道产生的LBBB形态过渡至正常，RBBB的可能性极小。

（解析　严干新）

题 34

心电图（图34-1）。

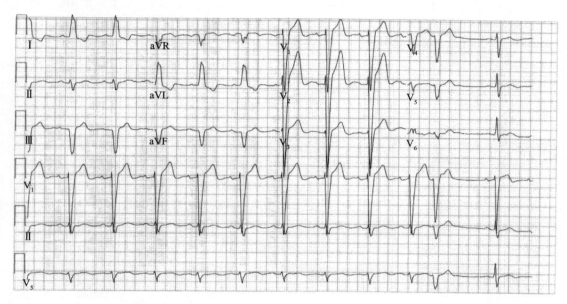

图34-1　12导联心电图

以下哪一项可以最好地解释导致最后一个QRS波变窄的原因？

A.裂隙现象

B.室性期前收缩后的不应期回剥现象

C.超常传导

D.下传QRS波群与室性期前收缩的融合

正确答案：B

解析：这个题目的标准答案是B，其实也不是特别恰当，但是在所有选项中是相对最合适的。

在前面联律间期恒定时，显示左束支传导阻滞，第10个QRS后面产生一个室性期前收缩，使紧接室性期前收缩后面正常下传的QRS波变窄，也就是说，左右束支都能传导下去了。那么它产生的机制是什么呢？

答案B给出的是，室性期前收缩所造成的不应期回剥现象。不应期回剥现象实际上是频率依赖性的，一般发生在所谓3相阻滞的情况下。比如说这份心电图，在前面RR间期恒定的情况下显示左束支传导阻滞（LBBB）。也就是说，传导经右束支下传至心室，再隐匿传导到左束支而产生一个新的不应期。当下一个室上性冲动传导下来时，依然是LBBB。在这种情况，左、右束支的不应期不是处在一个并联位置，而是串联的。也就是说，左束支的动作电位及不应期落后于右束支（虽然可能有效不应期的绝对值相近）。只要不出现室性期前收缩，LBBB就会一直延续下去。当出现一个室性期前收缩，联律间期缩短（也就是频率加快），且同时激动左右束支：一是缩短不应期，二是取消了不应期的串联。这时若室性期前收缩后出现一个同样的联律间期，室上性下传也会出现窄QRS波。这时称作不应期的回剥是可以的。

但是在室性期前收缩后这个联律较长的情况下，即使不发生不应期回剥及不应期串联的消失，也可能产生窄QRS波。因为期前收缩（第12个QRS）使左右束支都提前激动，第11个QRS波后面的长的联律间期，左右束支不应期充分恢复，这样传导可以同时通过，产生一个窄QRS波。所以说答案B并不十分准确。

（解析　严干新）

题 35

9岁男孩，因反复晕厥入院。每次发作诱因为运动、突发的紧张或刺激，如噪声、躯体疼痛或恐惧。体检、二维心脏超声与静息时心电图正常。运动时12导联心电图（图35-1）如下。

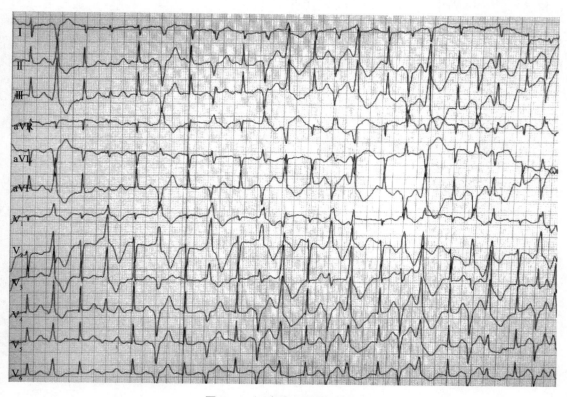

图35-1　运动时12导联心电图

本例诊断应为：

A.长QT间期综合征2型

B.致心律失常性右室心肌病（ARVC）

C.短QT间期综合征

D.儿茶酚胺敏感性多形性室性心动过速

正确答案：D

解析： 儿茶酚胺敏感性多形性室性心动过速（CPVT）的特点是：静息心电图正常，心脏结构与功能正常，QT间期正常，晕厥或室性心动过速由交感兴奋触发。答案B为ARVC，心电图上会出现 Epsilon波（约 50%的患者）及右胸导联T波倒置。此外，ARVC 的发病年龄一般比 CPVT 较大些，即年轻的成年人。本题的患者年龄仅 9 岁，所以这些都不支持答案 B。

CPVT室性心动过速特点就是QRS波形态不一样，室性期前收缩形态也不一样，即多样性。最有特征的就是双向性室性心动过速。这种室性心动过速是由交感神经兴奋性增强引起的细胞内钙离子超载所致。双向性室性心动过速还可由其他病理基础而引起心肌细胞内钙超载情况，比如洋地黄中毒、长QT7、心肌缺血等。

CPVT的发病机制：在心肌细胞内质网上RyR受体（兰尼碱受体）钙释放调节蛋白的基因突变；当基因突变使内质网调节蛋白对内质网内钙的调节阈值降低，内质网钙调节蛋白阈值下降后，容易受交感神经影响，造成反复的钙释放增多（RyR受体钙渗漏），引起DAD多形性室性心动过速。

治疗的I类指征是，应用β受体阻滞剂，如果无效则安装ICD。近年来，发现Ⅰc类钠通道阻滞剂（包括阻滞兰尼碱受体作用）可能有效，特别是氟卡尼（flecainide）。普罗帕酮也有类似作用，当β受体阻滞剂效果不好时，可加氟卡尼（若不用氟卡尼，可用普罗帕酮）合用（Ⅱa指征），效果更好。

其他答案明显不对。

（解析　严干新）

题 36

室上性心动过速时起搏刺激见图36-1, 图36-2。

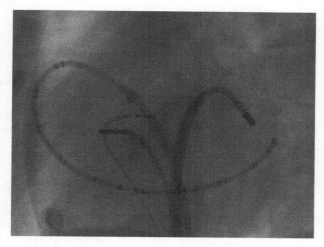

图36-1　电生理检查导管放置位置

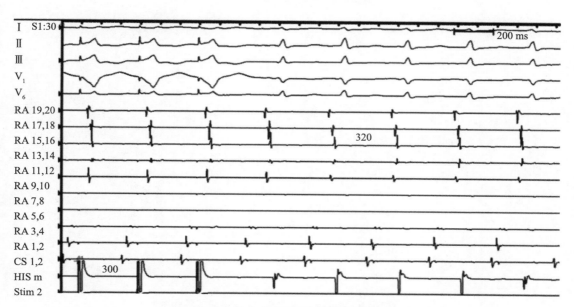

图36-2　室上性心动过速时发放起搏刺激腔内图

最有可能的是哪一项诊断？

A.二尖瓣峡部依赖性心房扑动

B.左房起源的局灶性房性心动过速

C.左侧旁路参与房室折返性心动过速

D.非典型的房室结折返性心动过速

正确答案：C

解析：当看到1∶1窄QRS波的室上性心动过速（图36-2）、右房（RA）电极的激动顺序是从RA的远段（RA1，2，位于二尖瓣环左侧壁）到RA的中段（RA5，6，位于二尖瓣环左后间隔）时，考虑3个可能性：起源于左房的房性心动过速、房室折返性心动过速（AVRT）及非典型房室结折返性心动过速（AVNRT）。心室拖带后，房室的反应（室-房-室）排除了房性心动过速。右室起搏（拖带）后间期（PPI）为370～380ms，仅比SVT的心动周期（320ms）多50～60ms，则排除非典型AVNRT。PPI-TCL（心动过速周长）＜110ms，可基本排除AVNRT。大家也可考虑一下为什么拖带后的PPI-TCL可以鉴别AVNRT和AVRT这两种形式的折返性心动过速。

这种20极的Halo电极可以同时标测左心房和右心房，这种电极主要用于标测不典型心房扑动。这对左侧旁路是大材小用了。

（解析　严干新　刘　彤）

题 37

61岁男性,因心悸、呼吸困难入院,入院心电图如图37-1A所示。该患者随后开始使用奎尼丁,次日患者感觉头晕时心律如图37-1B所示。

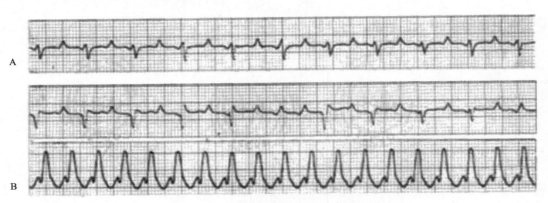

图37-1 入院(A)和患者头晕发作(B)时心电图记录

该患者可能的心律是:

A.第一天为窦性心动过速伴一度房室传导阻滞

B.第一天为房性心动过速伴1:1房室传导

C.第二天为房性心动过速伴1:1房室传导

D.第一天为房室结折返性心动过速伴间断房室传导阻滞

E.第二天为室性心动过速

正确答案: C

解析: 这道题要是只看动态心电图,无法判断C是一个正确答案。心电图的诊断,有时只看图就可做出诊断,有时则需要结合病史综合分析之后才能做出诊断。

这道题就是需要结合患者的用药、药理学及动态心电图等信息的综合分析才能有正确的判断。这位患者入院的第一天心律是房性心动过速,有2∶1房室传导,偶尔也有好几跳房性信号,下传一次。所以答案A、B、D都不对。

现在就剩下C与E两个答案而纠结。仅看动态心电图,诊断室性心动过速的可能性要大于诊断房性心动过速1∶1房室传导。但是,结合病史则提示房性心动过速1∶1传导伴室内传导阻滞。

我们知道,Ic类抗心律失常药如普罗帕酮、氟卡尼可减慢心房肌传导速度,可使房性心动过速频率下降,使得室上性电活动对房室结的干扰减少,又由于这类钠通道阻滞剂对房室结的作用较小,从而促进房性心动过速(或者慢性心房扑动)的1∶1 AV传导。另一方面,这类钠通道有很强的使用依赖性,心室率越快所阻断的钠通道越多,则QRS波越宽。大家肯定会问,那奎尼丁只是Ia类药物,为什么也会产生类似Ic类的作用。其实抗心律失常药的分类是人为划分的,任何钠通道阻滞剂或多或少都有使用依赖性。当奎尼丁用量较大时,则也会产生很强的使用依赖性。

最后要强调的是:用奎尼丁或者Ic类抗心律失常药治疗房性心律失常时,发生宽QRS波单形性心动过速时,心房扑动或房性心动过速伴1∶1传导伴室内传导阻滞的可能性远大于单形性室性心动过速。当发生这种情况的时候,我们首先应该停药,然后可以选用阻滞房室结的药物,如β受体阻滞剂、钙通道阻滞剂,胺碘酮也是可以的(当然具体的选择要结合患者的心功能等情况)。

(解析 严干新)

52岁农村女性,突发心悸、恶心、呕吐,就诊心电图(图38-1)如下。

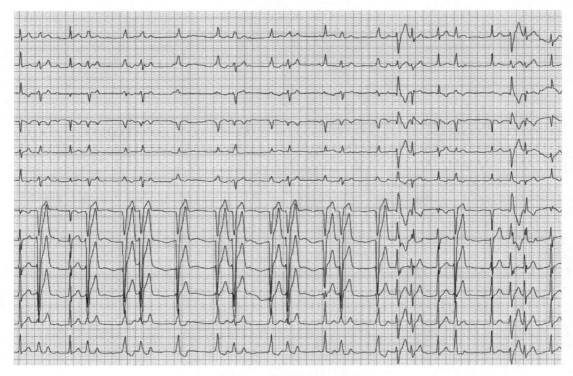

图38-1 患者就诊时心电图

患者发生心律失常最可能的原因是:

A.CPVT

B.洋地黄中毒

C.乌头碱中毒

D.有机磷中毒

正确答案: C

解析: 患者因关节痛服用了附子药酒, 之后出现恶心、呕吐、心悸、胸闷等不适。

本例心电图表现为双向性及多形性室性心动过速。双向性及多形性室性心动过速多见于CPVT、洋地黄中毒、乌头碱中毒及严重心肌缺血。

CPVT主要见于儿童、青少年运动后出现的双向性及多形性室性心动过速。本例患者为52岁女性, 心悸同时伴恶心、呕吐等药物中毒症状, 与之不符, 可排除。心电图中未见特征性的洋地黄效应ST-T改变, 不支持洋地黄中毒。有机磷中毒时, 体内过量的乙酰胆碱对窦房结和传导系统的明显抑制, 表现为窦性心动过缓及各种传导阻滞。双向性及多形性室性心动过速并不多见。部分在QT间期延长后可出现尖端扭转型室性心动过速。有机磷中毒的可能性较小。最有可能的是乌头碱中毒。

乌头碱具有镇痛作用, 临床上用于缓解癌痛, 尤其适用于消化系统癌痛; 外用时能麻痹周围神经末梢, 产生局部麻醉和镇痛作用; 有消炎作用。本品毒性极大, 能兴奋麻痹感觉神经和中枢神经, 兴奋心脏迷走神经, 直接毒害心肌细胞。还有发汗作用。乌头碱具有扩张冠状血管和四肢血管的作用, 在小剂量 (未致心室纤颤) 时, 就已产生抗急性心肌缺血的作用, 并有明显的常压耐缺氧作用。近年来的相关研究证实: 乌头碱是一个钠通道激动剂, 它的正性肌力作用也是通过激动钠通道, 增加钠离子内流, 从而通过反向 Na^+-Ca^{2+} 交换使细胞内的钙离子浓度增高, 导致细胞内钙超载。增强心肌收缩力, 而达到强心的效果。但迄今没有将乌头碱作为强心药物研究与应用, 是由于乌头碱极易引起快速心律失常和心室颤动的缘故。可通过缩短动作电位时程诱发延迟后除极的产生。通过兴奋迷走神经而降低窦房结的自律性, 引起异位起搏点的自律性增高而引起各心律失常, 损害心肌。临床上表现为各心律失常及传导阻滞, 常导致严重室性心律失常, 多表现为双向性或多形性室性心动过速, 室性期前收缩二联律、三联律。乌头碱是研究心律失常的工具药, 利用乌头碱的心室纤颤作用制作心律失常的模型来研究抗心律失常药物。

口服纯乌头碱0.2 mg即可中毒, 3～5 mg可致死。

（解析 余 萍）

题 39

51岁女性，因晕厥就诊。门诊用药包括卡维地洛、赖诺普利、依普利酮。6个月前冠状动脉造影提示冠脉正常。今日遥测心电提示多次非持续性室性心动过速，可见左束支传导阻滞和右束支传导阻滞两种形态。今天基础腔内记录见图39-1所示。

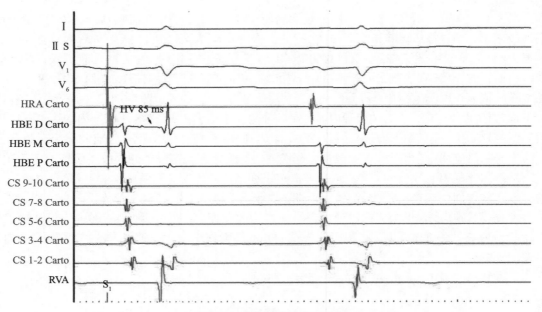

图39-1　患者基础腔内记录图

以下诊断最可能的是哪一项？

A.心脏结节病

B.肥厚型心肌病

C.非缺血型特发性心肌病

D.致心律失常性右室心肌病（ARVC）

正确答案: A

解析: 这位患者的病史和检查可总结如下: ①晕厥; ②心力衰竭; ③室性心动过速呈多种形态包括右束支传导阻滞 (RBBB) 和左束支传导阻滞 (LBBB); ④AV传导阻滞发生在His束及浦肯野纤维系统水平, 如这位患者HV间期为85 ms (正常HV间期35～55ms), 这些都是心脏结节病的特征。心脏结节病的晕厥或猝死是室性心动过速或者是AV传导阻滞的结果。特别提醒的是, 少数心脏结节病患者心电图上也会有Epsilon波, 但发生率要比ARVC低得多。ARVC发病年龄较轻, 且室性期前收缩和室性心动过速呈LBBB。非缺血性心肌病和肥厚型心肌病的患者也有心力衰竭, 也有可能发生室性心动过速, 也有可能右束支传导阻滞。但是, 室性心动过速呈多种形态, 且同时伴有高度AV传导阻滞的可能性较小。也就是说, 高度AV传导阻滞不是非缺血性心肌病和肥厚型心肌病特有的。

（解析　严干新）

题40

78岁男性,既往有高血压病史,因近1个月反复晕厥就诊。用药史:酒石酸美托洛尔50mg每日2次,赖诺普利10mg每日1次。左室射血分数55%,未见室壁局部运动异常。心电图见图40-1。

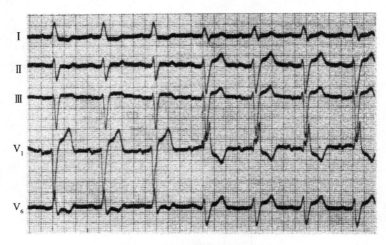

图40-1 患者部分导联心电图

下列哪一项是最不可能引起该患者晕厥的原因?

A.室性心动过速

B.病态窦房结综合征

C.β受体阻滞剂引起的房室传导阻滞

D.His束以下的房室传导阻滞

正确答案: C

解析: β受体阻滞剂引起的房室传导阻滞。单纯从这张心电图来看,不能完全诊断该患者发生晕厥的机制。但是,对一个基础心电图有宽QRS波的老年人,心动过速,特别是束支折返性心动过速,为晕厥的原因是有可能的。同理,病态窦房结综合征,特别是在使用β受体阻滞剂的情况下,也可以引起晕厥。这幅心电图显示交替束支传导阻滞并伴有PR间期的改变,提示浦肯野纤维系统病变所致的His束以下的房室传导阻滞是该患者发生晕厥的最可能原因。而β受体阻滞剂引起的房室传导阻滞为该患者晕厥的可能性是最小的,其原因是,β受体阻滞剂仅影响房室结的传导,对His束及浦肯野纤维的传导无明显作用。从图40-1来看,PR间期突然改变,且保持固定,并伴有束支传导阻滞的变更,提示房室传导阻滞发生在His束以下的浦肯野纤维,而不是在房室结。

（解析　严干新）

16岁女性, 因癫痫样发作就诊于神经科, 血电解质正常, 心电图见图41-1。

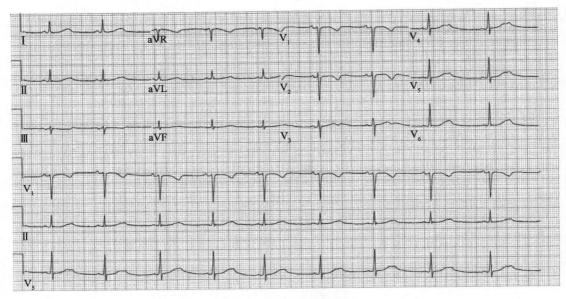

图41-1　患者12导联心电图

在下面哪一种情况下, 患者最有可能出现癫痫样的发作:

A.游泳时

B.看TV时

C.急促的敲门声

D.睡觉时

正确答案：C

解析：该患者有遗传性2型长QT综合征（LQTS）。前面有一道类似的题。13岁儿童，因飞机飞过头顶时（很大噪声）发生"癫痫"而被外院收治。但那个患者被误诊，第二次发作后，持续性TdP给他的大脑造成了永久性损害。最后，他的家人都成了笔者的患者。他的堂姐（也有2型LQTS）就诊之前就一直以癫痫来治疗的。因为抗癫痫药大多有钠通道阻滞作用，癫痫药有时还真可以抑制尖端扭转室性心动过速（TdP），患者就没有癫痫发作。这其实是巧合，有些神经科医师会误诊。

作为青少年，如果发生癫痫样症状，一定要考虑离子通道病的可能，癫痫表现的抽搐很可能是因为意识丧失、晕厥引起（如阿-斯综合征）。离子通道病中遗传性长QT综合征的发病率最高，约是1/2000（黑种人的发病率明显低一些）。在遗传性LQTS，又以1型和2型LQTS最为常见，1型加2型LQTS占总LQTS患者的80%左右。本题的患者在没有获得因素（如药物，血电解质异常）的情况下，QTc显著延长，大多数导联的T波，带有切迹，属于遗传性2型LQTS。值得注意的是带有切迹的T波多见于下壁导联和$V_{2\sim4}$导联。2型LQTS患者，由突然、大的噪声诱发发病（即TdP的发生），如飞机的机器声，突然的敲门声、门铃、闹铃，甚至电话铃声。当然，2型LQTS也可以由其他刺激交感神经因素诱发TdP。但是，为什么2型LQTS的患者对噪声那么敏感，尚未有很好的解释。奇怪的是，获得性LQTS绝大多数都是由于Ikr通道被阻滞而引起的，这与遗传性2型LQTS相似；那么这些获得性LQTS患者为什么对噪声不那么敏感呢？

（解析　严干新）

题 42

54岁男性,因常规职工体检胸部X线片时发现"心影增大"而就诊。既往病史不详。患者否认有明显心力衰竭症状,但承认在剧烈活动时容易呼吸急促——患者将这一症状归咎于缺乏锻炼所致。查体发现患者有心尖冲动移位并可闻及第三心音。心电图示窦性心律伴左束支传导阻滞(LBBB)。心超示左室整体功能异常,射血分数(EF)25%,二尖瓣轻度反流。冠状动脉造影未见异常。24h动态心电图(Holter)示35 000次室性期前收缩(PVC),85阵(每阵持续3~9次室性搏动)的非持续性室性心动过速(VT)。

请问下一步应做什么检查?

A.电生理检查

B.右室活检

C.血清铁蛋白检测

D.信号平均心电图(signal average ECG)

E.无须进一步检查,择期植入心脏转复除颤器(ICD)

正确答案: C

解析: 这位患者有非缺血性心肌病,查找继发性原因是必要的。非侵入性检测,如血清铁蛋白检测要先于侵入性检查。对于几乎无症状的患者,电生理检查不是一线检查手段。然而,假若室性期前收缩是单形性的,而且其他引起心肌病的原因被排除了,电生理检查及室性期前收缩则应予以考虑。信号平均心电图用以检测心室心肌晚电位,曾经用于预测心脏猝死的风险。但该方法预测性差,早已被放弃。血清铁蛋白检测可以发现血色素沉着症引起的扩张型心肌病。血色素沉着症引起的扩张型心肌病由铁超负荷所致。铁超负荷也可引起限制型心肌病(restrictive cardiomyopathy)。对于新近诊断的心肌病,首先要立即开始药物治疗,并达到最优化。在药物治疗3个月后,患者的左心EF仍然在35%或以下,则再考虑ICD的安装。

（解析　严干新）

题 43

通过分析下面的心电图（图43-1），回答问题。

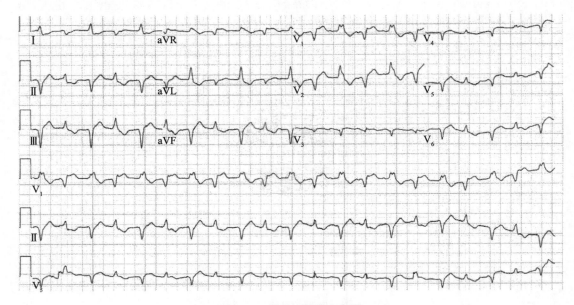

图43-1 患者12导联心电图

最不可能出现在下面哪一种病或病理情况？

A.致心律失常性右室心肌病（ARVC）

B.急性心肌炎

C.儿茶酚胺敏感性多形性室性心动过速

D.长QT7（Andersen-Tawil综合征）

E.嗜铬细胞瘤

正确答案: A

解析: 这张心电图显示的是双向室性心动过速,且是左右束支交替型的。ARVC的室速通常是左束支传导阻滞形态。从机制上看,ARVC的室性心动过速是折返性的。而双向性室性心动过速则与延迟后除极(DAD)相关的触发机制有关。急性心肌炎及Andersen-Tawil综合征情况下发生双向性室性心动过速的主要原因可能是浦肯野细胞静息电位绝对值减小(即静息膜电位向阳性方向漂移)所致。儿茶酚胺敏感性多形性室性心动过速和嗜铬细胞瘤情况下发生,双向性室性心动过速则是由于交感兴奋引起浦肯野细胞内钙离子超负荷所致。其他引起浦肯野细胞内钙离子超负荷的情况,如洋地黄中毒和乌头碱中毒也可诱发双向性室性心动过速。

(解析　严干新)

7岁女童，因反复晕厥入院。无服药史，无猝死家族史。超声心动图正常。动态心电图如图44-1所示。

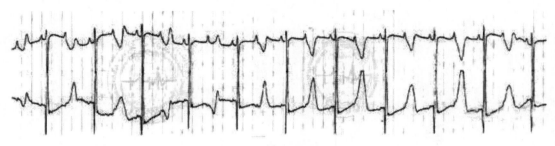

图44-1　动态心电图记录

下面哪个论述是正确的?

A.房室传导阻滞导致的晕厥

B.传导阻滞在房室结水平

C.伪差导致的T波改变

D.延迟后除极（DAD）导致的T波改变

E.早期后除极（EAD）导致的T波改变

正确答案: E

解析: 该患儿有遗传性长QT间期综合征。动态心电图显示2:1AV传导。阻滞是发生在房室结之下希氏束及浦肯野系统。这是由于复极时间极度延长,下传的激动落在这些组织的有效不应期内。缩短QT间期就可以恢复房室传导。长QT间期情况下,会发生T波电交替。大的T波是由于EAD所产生。所以,长QT间期情况发生T波电交替,R-on-T只出现大的T波上。该患儿的T波时大时小,大的T波是EAD在心电图的表现。EAD的出现与T波大小的关系见图44-2。

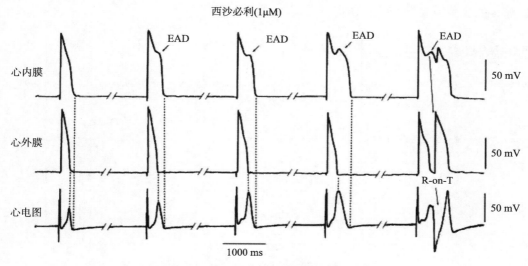

图44-2　EAD的出现与心电图T波大小的关系

（解析　严干新）

题45

22岁女性，最近去过美国，因发热、疲劳、皮疹就诊，本次发病前身体状况良好，无心脏疾病史。查体发现脉搏缓慢，动态心电图（图45-1）如下。

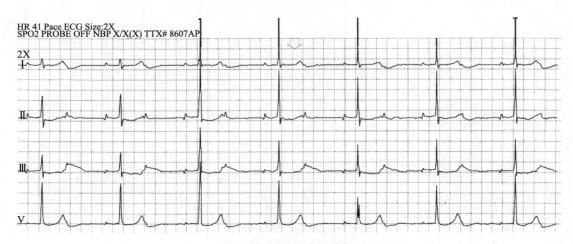

HR 41 Pace ECG Size:2X
SPO2 PROBE OFF NBP X/X(X) TTX# 8607AP

图45-1　动态心电图片段

下一步如何处理？
A.观察
B.血液化验
C.电生理检查
D.植入DDD起搏器

正确答案：B

解析： 首先，ECG显示窄QRS波伴2∶1房室传导阻滞，其型既可能是Ⅰ型，又可能是Ⅱ型。但Ⅰ型以相对不应期延长为主，而Ⅱ型以有效不应期延长为主，即"Yes"或"No"的关系，那么，其PR间期应该"正常"，实际PR明显延长（长于250 ms），考虑Ⅰ型可能性大。在没有结构性心脏病病史的情况下，提示传导阻滞部位在房室结。因此，必须先排除房室传导阻滞是否存在可逆原因。根据患者最近去过美国及出现发热、疲劳及皮疹等症状，应高度怀疑莱姆（lyme）病。该病由伯氏疏螺旋体（Borrelia burgdorferi）引起细菌性传染病，经蜱（tick）叮咬传染致病，最常见的症状是皮肤会出现不痒也不痛的红斑，称为游走性红斑（erythema chronicum migrans），通常发生于被叮咬后1周。约有25%的人不会发生红斑。其他常见症状包含发热、头痛和疲倦。血清学检查抗伯氏疏螺旋体（Borrelia burgdorferi）抗体有助于诊断。伯氏疏螺旋体感染一般只涉及房室结，抗生素治疗有效，可逆转房室结的传导阻滞。这位患者在血清学结果出来之前，就应该开始抗生素治疗。在没有排除房室传导阻滞可逆原因之前，且不管患者是否有晕厥或先兆晕厥，植入DDD起搏器是错误的。若患者有晕厥或先兆晕厥，或在对因治疗的同时AVB加重，可先放置临时起搏器。

（解析　严干新）

题 46

72岁男性，因心悸、气促入院。动态心电图如图46-1所示。

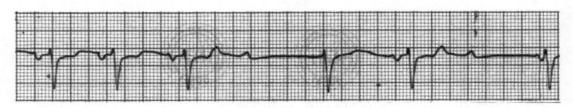

图46-1 动态心电图片段

下面哪个论述是正确的？

A.β受体阻滞剂可能缓解症状

B.房室二度传导阻滞，需要安装起搏器

C.传导阻滞是由于隐匿的交界区期前收缩

D.传导阻滞是由于QT间期显著延长

正确答案: A

解析: 这个动态心电图里,未下传的那个P波之前还有个P波也未下传,也就是说有成对的房性期前收缩。第一个房性期前收缩侵入了房室结但未下传,阻滞部位可能在房室结下。紧接着的那个P波则落在了房室结的有效不应期内。患者的症状来自房性心律失常及未下传的P波。β受体阻滞剂可减少房性心律失常,故可缓解症状。这位患者没有房室传导阻滞。答案C错误。这份动态心电图里,成对的房性期前收缩出现2次。交界处的隐匿性期前收缩与房性期前收缩同时出现的可能性几乎没有。

（解析　严干新）

题 47

73岁男性，病史：阵发性心房颤动。一年前运动心脏超声正常，EF：60%。10d前因心房颤动复发收入院行直流电复律；复律后电生理医师将他原有的抗心律失常药物丙吡胺换成氟卡尼（flecainide）150 mg 每天2次。今天患者突然感觉呼吸困难，胸闷及头晕？急诊室心电图（图47-1）如下。

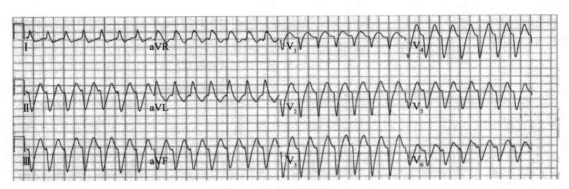

图47-1　急诊室心电图

血压105/60 mmHg。急诊科医师静脉快速推注6 mg腺苷（adenosine）时的长导联心电图如下（图47-2）。

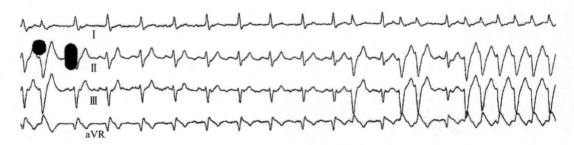

图47-2　静脉快速推6 mg腺苷后连续心电图

图47-1和图47-2的心电图诊断是什么？

正确答案：

图47-1房扑1:1; 伴室内传导减慢。

图47-2房扑2:1和1:1; RR间期（或频率）依赖性室内传导减慢。

解析： I c类抗心律失常药有阻滞钠通道的强使用依赖性，可使心房颤动转为频率较慢的心房扑动；且 I c类药氟卡尼对AV结无明显阻滞作用，因此可导致房扑1:1下传；腺苷短暂性抑制AV结传导，而使心房扑动1:1变为2:1 和间歇性1:1 AV传导。1:1时：心室率快，使用依赖性，氟卡尼阻滞更多的快钠通道，QRS增宽；2:1时：心室率下降，使用相对减少，氟卡尼阻滞较少的快钠通道，因此QRS变窄。

钠通道阻滞剂中毒时，QRS电轴转向无人区；ST段在aVR 导联抬高（图47-3）。

如动物实验所示（图47-4），氟卡尼对QRS波来说，有很强的使用依赖性。

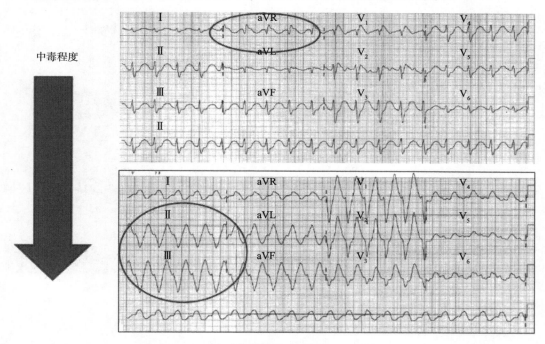

图47-3　钠通道阻滞剂中毒程度与心电图变化

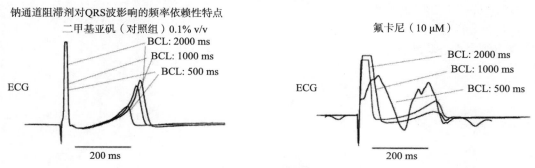

图47-4　氟卡尼的强使用依赖性

BCL.基础心动周长

（解析　严干新）

题 48

65岁男性，有高血压病史（口服美托洛尔和血管紧张素转化酶抑制剂治疗）和高脂血症病史（他汀治疗）。家庭医师常规检查发现血压200/100mmHg，因此被送往急诊室并入院进一步评估和治疗。夜间，患者心率增快，并且不规则，12导联心电图（图48-1）如下。

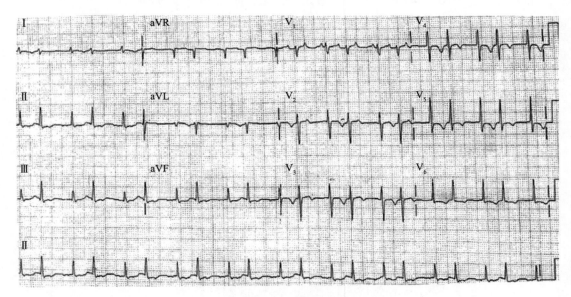

图48-1 12导联心电图

此患者心电图应考虑为：
A.窦性心动过速并房性期前收缩
B.窦性心动过速并文氏传导
C.房性心动过速并文氏传导
D.多源房性心动过速

正确答案：C

解析：虽然心室律不规则，但是快慢交替，两种QRS波群和一次停搏规律出现，因此心室律是相对不规则，平均心率126次/分。Ⅱ、Ⅲ和aVF可见P波（^）呈负向，因此提示不是窦性心律。

如V₁所见，有规律的P波（↓，v），PP间期恒定，200次/分，提示房性心动过速。尽管慢性心房扑动也是有可能的，但是此处有明显的P波，并且每一个心房波之间存在等电位线，这些特点支持房性心动过速。仔细观察V₁导联可以发现，长RR间期后，PR间期为0.12s（⊔）。下一个PR间期为0.16s（⊔），而第三个P波没有下传（v）。因此，这是3∶2文氏传导，传导异常可以解释快慢交替。另外，QRS波群时限正常（0.08s）、形态正常、电轴正常。V₂～V₆有非特异性T波异常。QT/QTc间期（280/405ms）见图48-2。

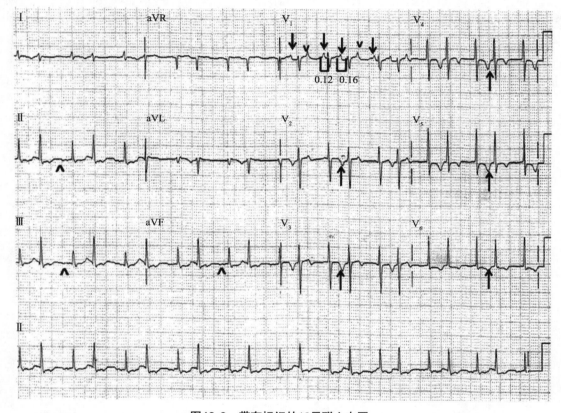

图48-2 带有标记的12导联心电图

（解析 曹云山）

另一教授解析：此心电图一眼望去，特点最明显之处，就是QRS波"一快一慢"地出现，经目测，短RR间期和长RR间期各自相等。当这种长-短RR间期交替连续规律性出现时，根据其前有无P波、P波形态和规律、P和R关系及彼此的频率等，会有各种组合，但绝大多数可归为各种"二联律"或"文氏3∶2传导"，偶会有"等频性双重心律"等。如果发现每个R前都有（相关）P且彼此P波形态不一致（窦性期前收缩二联律除外），或只有部分（短或长R前）有（相关)P, 则考虑前者, 如"房性期前收缩二联律"或"室性期前收缩(交界性期前收缩)二联律"等。如果长-短R前都有P且P形态一致, 则考虑后者, 如"窦房二度文氏阻滞呈3:2传导(PP间期也长-短交替, PR间期固定)"或"窦性心动过速速伴3:2房室文氏型传导阻滞"(PP间期相等, PR间期不等); 如果每个R前都没有(相关)P波, 且前后两者都有可能。比如"交界性逸搏-交界性反复搏动二联律"或"室速伴异-肌连接处3:2传出阻滞等"。

回到此例, 首先看见这种RR间期的"长-短交替周期"现象, 其长、短RR间期各自固定, 都频率很快。按照分析思路, 应立刻寻找有无P波及其相关特点。我们在V₁导联确定有P波, P波形态一致且PP间期规则, 如此, A和D选项可一并排除。而通过下壁、左胸导联: P波浅倒置及190次/分的房率, 排除B, 故选C。

本例的文氏传导: 由于短PP间期和长PR间期, 可能P和R与ST-T互相重叠和干扰, 增加诊断难度。我们在看见RR间期始终长-短交替的情况下, 发现PP间期始终相等, "PR"间期也始终重复各自相同时长的"短-长-脱"的规律; 同时, P波数>R波数, 且无论以长RR还是短RR间期计(1个RR间期都有2个R波), 都固定有3个P波, 加上长RR间期<2倍短RR间期, 故符合3:2文氏传导。但有一点要注意, 其心室脱漏的那个P波, 并非是文氏周期中那个其间没有R的PP间期的前一个P波, 而恰恰是后一个P波, 即其后紧随R但其PR间期<120ms的那个。这种因长PR>短PP, 使前一个P传导的R, 越过了后一个P波而在其后, 那么这个P波即所谓的"被跳跃的P波"。另外, 其QRS波虽都为窄波, 但在长RR间期后和短RR间期后形态有所不同(有些导联较明显), 符合Ashman现象。而其ST-T变化可能为原发性和继发性兼有。

（解析　沈　灯）

题49

34岁男性，心脏骤停幸存者。其心电图在Ⅰ、Ⅱ及V₄～V₆导联有显著的J波（空心箭头），V₂和V₃导联有Brugada Ⅱ型波（实心箭头）和Ⅰ型波（虚线箭头）。注意：室性期前收缩长间期后，J波幅度明显增大（大空心箭头）及Brugada Ⅱ型波转为Ⅰ型波（虚线箭头）；此外，伴随的是T波平坦或倒置。这提示J波与Brugada波的产生机制是相同的，也是J波综合征的本质所在。J波综合征的典型心电图如图49-1。

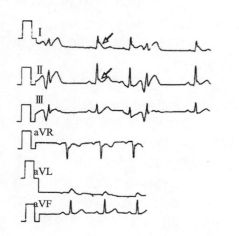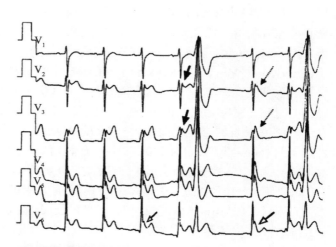

图49-1　J波综合征的典型心电图

J波综合征由哪位学者在哪一年在国际上首先定义并命名的？

A.美国学者Antzelevitch在2010年

B.西班牙学者Brugada在1992年

C.法国学者Haïssaguerre在2008年

D.日本学者Miyazaki在1996年

E.中国学者严干新（Gan-Xin Yan）在2004年

正确答案：E

解析： J波是QRS波群终末部的一正向波，可表现为QRS终末部的δ波（delta波）或部分埋在QRS波群内的切迹或顿挫。Shipley和Hallaran等于1936年最早描述了健康人心电图上的J波。1953年Osborn发表了一篇里程碑式的文章，文章中描述的犬在低温时心电图上出现的"损伤电流"，实际为显著的J波。故此J波亦被称为Osborn波。

关于J波发生的离子及细胞学基础一直不清楚。直到1996年，Yan（严干新）和Antzelevitch等发明了动脉灌注犬心室楔形块模型，应用此模型可以在心电图上同时记录到心外膜、心室肌内膜下层（M细胞）、心内膜的跨膜动作电位。严干新和Antzelevitch等的研究具有里程碑式的意义，他们证实心肌正常除极时（由心内膜到心外膜）J波发生的离子及细胞学基础是由复极1相的瞬时外向钾电流（I_{to}电流）介导大的心外膜动作电位切迹。J波是Ito电流介导的复极波，其特性由Ito电流特点决定，与心肌除极延迟时出现在QRS终末部的"伪J波"（除极波）明显不同。严干新和Antzelevitch等指出1992年Brugada兄弟报道的心室颤动病例中心电图上出现的所谓右束支传导阻滞图形，实际上是显著的J波，并在国际上首先命名了Brugada综合征。严干新和Antzelevitch关于J波及命名Brugada综合征的论文于1996年1月发表在美国心脏病权威杂志*Circulation*［Yan Antzelevitch.Circulation, 1996, 93（1）：372-379］。

2004年及2005年，严干新等又在世界上首次提出了J波综合征的概念，提出J波综合征实际上是心电图上表现为大的J波的一类疾病谱，其不仅仅包括Brugada综合征，而且也包括下壁导联存在明显J波的特发性心室颤动及传统意义的早期复极综合征。所以，此题的正确答案是E［中国学者严干新（Gan-Xin Yan）在2004年］。传统意义的早期复极综合征指左前胸导联上有J波或J点抬高，ST段弓背向下抬高并伴有显著并对称的T波。该综合征的共同离子及细胞学基础是Ito电流介导的心外膜动作电位切迹及由此引发的2相折返，后者可导致心室颤动。值得指出的是，2相折返的发生危险性一般与Ito的大小呈正相关。1型Brugada波，其对应的Ito最大，其次是下壁导联存在明显J波的特发性心室颤动，传统意义的早期复极综合征所对应的Ito最小。所以传统意义的早期复极综合征发生心室颤动的可能性极低。目前J波综合征已经成为基础及临床电生理研究的热点。

日本学者Miyazaki等于1996年4月在J Am Coll Cardiol也发表了关于Brugada综合征的文章。但他们的论文比严干新和Antzelevitch首次命名Brugada综合征的论文晚了3个月。但国内有一些学者错误认为Miyazaki等首次命名了Brugada综合征。

西班牙学者Brugada及其兄弟于1992年报道了8例心室颤动患者心电图上出现的所谓右束支传导阻滞图形。这8例心室颤动病例，后来被命名为Brugada综合征。

法国学者Haïssaguerre等于2008年在新英格兰杂志上发表了关于早期复极综合征心源性猝死的论文。但Haïssaguerre等使用早期复极综合征的定义与传统意义的早期复极综合征的定义有显著不同。这对J波综合征的基础研究与临床实线造成了许多困扰。Haïssaguerre等对此有所认识。

美国学者Antzelevitch与严干新在1996年元月共同命名了Brugada综合征。2015年他和严干新共同主持了J波综合征的上海国际专家共识。

（解析 汪 凡 刘 彤）

题50

16岁女性，因参加高中篮球队，接受了一次体格检查。心电图（图50-1）如下所示。

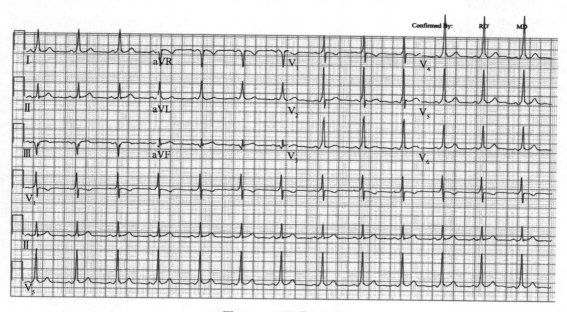

图50-1　12导联心电图

进一步的负荷试验显示，在整个运动过程中QRS波群无异常变化。既往无心悸或晕厥史。该患者下一步最佳方案是：

A.单纯观察

B.电生理检查：诱发室上性心动过速并测量旁路的有效不应期，静脉应用异丙肾上腺素后重复诱发和测量

C.应用普罗帕酮

D.旁路消融术

正确答案：B

解析：关于无症状预激患者如何治疗的问题，2012年PACES/HRS年轻无症状预激综合征患者管理专家共识及2015年ACC/AHA/HRS成人室上速指南中均做出了推荐。一方面要看患者的职业是否是高危的（如飞行员等，出现血流动力学异常时会对他人造成危险），高危职业的患者建议行射频消融（Ⅱa，B-NR）。对于从事中高强度竞技性运动的无症状运动员，推荐行电生理检查（Ⅱa，B-NR）。另外，对于一般的年轻无症状性预激综合征患者，建议行相关检查，评估心脏性猝死的风险。首先建议行无创检查，如动态心电图、普通心电图、运动试验等，监测指标包括有无自发心房颤动及心房颤动时最短的RR间距，预激波是否持续存在。对于间歇预激或运动试验时预激消失的患者，可视为低危患者，可继续观察，不做进一步处理。如预激持续存在或不能确定预激波是否消失时（尤其是左侧旁路时），建议行侵入性检查，如食管调搏或心内电生理检查，监测术中诱发的心房颤动最短RR间距，旁路前传有效不应期，以及旁路的位置和数量。旁路前传有效不应期短（<240ms），心房颤动时最短的RR间距≤250ms，预激波持续存在，多旁路，术中诱发出房室折返性心动过速等均是此类人群发生心律失常事件甚至猝死的危险因素。如存在以上情况，可考虑行射频消融治疗。综合上述，该患者无症状，运动试验过程中预激持续存在，且准备进行篮球运动，下一步最佳的方案应该是B，行电生理检查。

（解析　汪　凡）

题51

下面4位中老年患者都刚发生先兆晕厥，动态心电图（图51-1），（均为Ⅱ导联）分别记录为 A、B、C、D。现在医院里只有一位心脏科医师值夜班，请选出哪一位患者应优先安置临时起搏器?

A.患者男性，83岁，因晕厥急诊

B.患者女性，61岁，因晕厥急诊

C.患者女性，75岁，住院患者。腹部疼痛，晕厥

D.患者女性，76岁，因极度乏力，先兆晕厥急诊

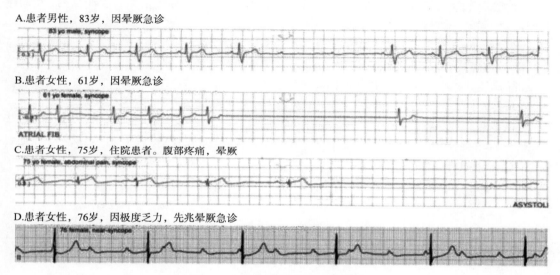

图51-1　动态心电图（均为Ⅱ导联）

正确答案: A

解析: 哪一种缓慢心律失常最危险? 看起来每一位都很严重, 每一位都危险, 其实差别很大。

缓慢性心律失常主要包括病态窦房结综合征和房室传导阻滞, 病态窦房结综合征一般不危及生命, 一般不需要安装临时起搏器。房室传导阻滞相对更危险, 可以危及生命。

房室传导阻滞里最严重的是阵发性房室传导阻滞(paroxysmal AV block)。持续性三度房室传导阻滞伴稳定性窄QRS逸搏心律危险相对较小。只要看到阵发性三度房室阻滞(窦性心律1:1下传, 突然只有P波没有QRS波, 下传的往往伴有室内传导阻滞, 如完全性右束支阻滞伴左前分支阻滞)就要特别小心, 绝大多数都需要安置起搏器。

不论临时起搏还是永久起搏, 都应该注意有没有一过性因素, 包括迷走神经反射、腹痛伴迷走神经反射的一过性心动过缓就诊断腹痛。

A.典型的阵发性三度房室传导阻滞最危险, 尽快起搏治疗

B.病窦综合征合并阵发性心房颤动, 永久起搏器值指征确切, 但是不紧急

C.腹痛迷走神经反射, 窦性频率下降, PR间期延长

D.窦性心律, 持续性三度房室传导阻滞, 交界性逸搏心律, 阻滞部位高, 不紧急

所以本题答案: A

严干新教授补充: A图可见P-P间期整齐, 长R-R后P-R间期延长, 提示4相阻滞, 这是典型阵发性房室传导阻滞, 需要紧急处理。

(解析　刘兴斌)

41岁男性，9年前诊断为Brugada综合征并植入心脏转复除颤器（ICD），现因ICD频繁的电击治疗入院。当年因自发的I型Brugada心电图（图52-1）和无诱因晕厥植入ICD，初始奎尼丁500mg，每日2次口服，但是每年仍然有2～3次的ICD电击治疗。2个月前因肝功能异常而停用奎尼丁，随之ICD电击治疗增加，超过3次/周。入院时记录到右室流出道起源的频发室性期前收缩（图52-2），住院过程中心电监护记录如图52-3所示。

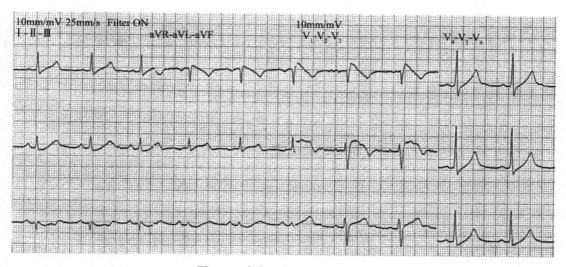

图52-1　自发I型Brugada心电图

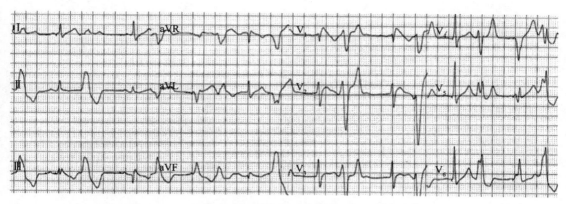

图52-2　入院时记录到右室流出道起源的频发室性期前收缩

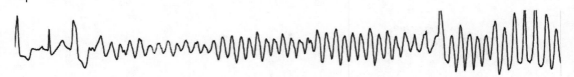

图52-3　记录到频发的, 继发于室性期前收缩二联律的长-短周期诱发的尖端扭转型室速

下列哪项是最适当的治疗方法?

A.奎尼丁

B.美西律

C.ICD程控

D.射频消融

正确答案: B

解析: 中年患者9年前因自发的Ⅰ型Brugada波心电图和无诱因晕厥(Brugada综合征,BrS)植入ICD(图52-1)。开始应用奎尼丁 500mg,每日2次口服,但是每年仍然有2~3次ICD电击治疗,停用奎尼丁,随之ICD电击治疗增加,超过每周3次。ICD尽管能有效预防心脏性猝死(SCD)的发生,但却无法预防BrS相关性的VT/VF发生。Ito增大是BrS和早期复极综合征(ERS)的先决条件,故无论疾病的离子和遗传机制如何,部分抑制Ito治疗应该有效。奎尼丁是唯一能显著抑制Ito的药物,对于ICD植入后反复放电的BrS患者,2013年HRS/EHRA/APHRS专家共识(后文简称共识)中考虑应用奎尼丁(ⅡA类指征)。本题中,患者确实能从奎尼丁中获益,但显然不能完全预防恶性心律失常(2~3次放电/年)。仔细观察图52-1可以发现,患者心电图除显示Ⅰ型Brugada波外,其QT间期也显著延长(QTc约495ms),提示本例BrS患者还可能同时合并长QT间期综合征(LQTS);推测为编码Na1.5通道的*SCN5A*基因突变所致。同时,本例患者对奎尼丁反应"不佳"(患者可能对奎尼丁反应良好,但LQTS仍可能导致VT/VF),这提示我们导致ICD适当放电是否还有其他原因——LQTS。对于QTc≥470 ms 和(或)有记录到的VT/VF或晕厥的LQTS患者,2013年HRS/EHRA/APHRS 专家共识推荐使用β受体阻滞剂(Ⅰ类推荐)。本题中,ICD为适当放电,暂不考虑进行ICD程控。尽管对于BrS伴ICD反复恰当放电患者,共识中也考虑可以进行射频消融(ⅡB类指征),但考虑到该患者同时合并有QTc延长,仍应首先考虑LQTS的药物治疗,避免过度手术。基因检查结果显示患者存在编码Na1.5通道的*SCN5A*基因的2个位点突变(图52-4)。

故本题选B。美西律(晚钠电流阻滞剂)。患者在使用美西律后QTc从480ms降到438ms(心房起搏频率70次/分),再无TdP发生,随访1个月尽管仍有频繁的室性期前收缩(PVC)发生,但无ICD放电(图52-4A)。为防止VT/VF复发,临床医师后续对患者进行了针对右室流出道室性期前收缩的射频消融。

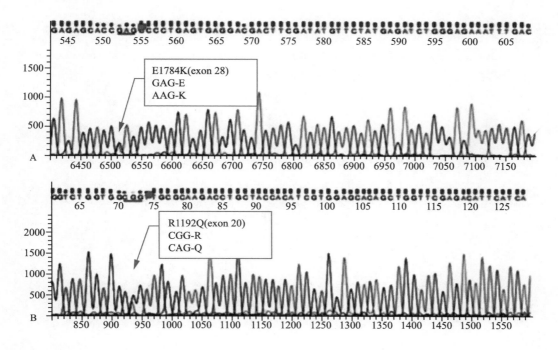

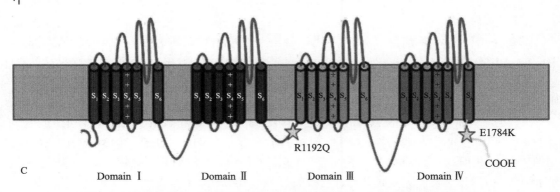

图52-4 基因检查显示患者存在编码Na1.5通道的*SCN5A*基因的2个位点突变

严干新教授补充解析：目前先天性长QT综合征专家共识提出，QTc470ms不需要药物治疗，本例患者心电图提示QT间期480ms，很多研究表明尖端扭转型室性心动过速一般不会发生在QT间期500ms以下的情况。美西律和射频消融相比，射频消融可能更有优势，美西律对于这位患者来说，虽然可以抑制长QT间期，但也可能诱发Ⅰ型Brugada波，美西律有效也可能与抑制室性期前收缩有关。本例患者在Brugada综合征基础上同时存在长QT间期，在机制上无法理解，我们知道本例Brugada综合征是由于Na1.5编码基因突变导致通道功能减弱所致，而长QT间期3型是由于钠通道功能增强所致，理论上不可能同时存在于同一个体。

（解析 张余斌 刘 彤 严干新）

参 考 文 献

Hai JJ，Wong CK，Chan PH，et al. Quinidine for Brugada syndrome：Panacea or poison? Heart Rhythm Case Reports，2016，2：486-490.

Priori SG，Wilde AA，Horie M，et al. HRS/EHRA/APHRS Expert Consensus Statement on the Diagnosis and Management of Patients with Inherited Primary Arrhythmia Syndromes. Heart Rhythm，2013 Dec，10（12）：1932-1963.

题53

76岁女性，因腹部不适、恶心、呕吐、腹胀就诊，诊断为小肠梗阻。自述数年前曾行胆囊切除术，无其他疾病及手术史，接诊行心电图（图53-1）如下。

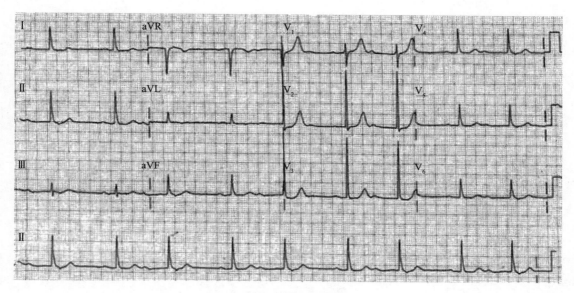

图53-1 就诊时心电图

该心电图提示为：

A.正常窦性心律，房性期前收缩

B.正常窦性心律，交界性逸搏

C.正常窦性心律，莫氏Ⅰ型，房性期前收缩未下传

D.正常窦性心律，窦性停搏

正确答案：C

解析：诊断是正常窦性心律，莫氏Ⅰ型二度房室传导阻滞，房性期前收缩未下传和逆时针转位。心律失常，长RR间期和短RR间期重复出现，每两个QRS波一组，因此心律为有规律的律不齐。平均心率54次/分。QRS波形态一致，间期正常（0.08s）。电轴正常（0°～+90°，Ⅰ和aVF导联正向）。

V_2导联高R波（←），余QRS波形态正常。提示额面电轴逆时针转位。从膈面观察心脏逆时针转位时，左室向前转，向量在胸前导联提前出现（如V_2）高R波。通常认为这是右室肥大的证据，但V_1导联R波振幅并不明显增高。在$V_{2\sim3}$导联高R波提示左室肥大。

QT/QTc间期正常（440/420 ms），每个QRS波（+）前均有P波。Ⅱ、Ⅲ、aVF和V_4～V_6导联P波正向。PP间期恒定，78次/分。因此，考虑为正常窦性心律。RR间期并不恒定（⊔，↔）。每对QRS波的第一个PR间期是0.26 s（⊔），第二个PR间期较长（0.48 s）（↔），考虑莫氏Ⅰ型二度房室传导阻滞（文氏阻滞）。

第二个QRS波之后有间歇，是P波未下传所致，看起来像典型的莫氏Ⅰ型。心电图最后一个QRS波后出现异常P波（∧），Ⅱ、aVF和V_4～V_6导联负向，是一个未下传的P波，或者说房性期前收缩未下传，其出现在每一组的第二个QRS波后，为三联律。负向P波也可能是逆传P波，其前的QRS波可能是完全房室传导阻滞后出现交界性逸搏心律（图53-2）。

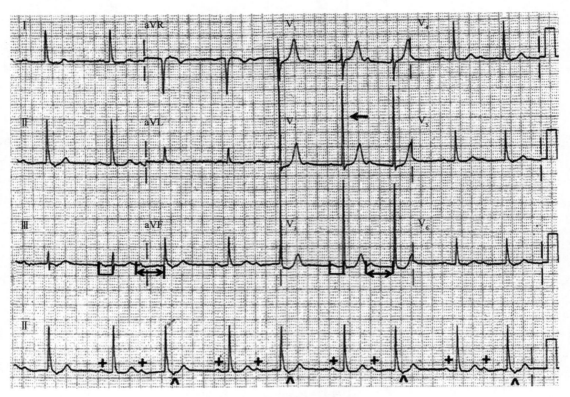

图53-2　带标记的心电图

（命题、解析、审校　曹云山　闫迎川）

49岁男性，阵发性心房颤动病史，近2年来一直控制良好，今天突然出现头晕和胸部压迫感。急诊心电图见图54-1。该患者门诊药物包括：阿司匹林81mg，每天1次；氟卡尼100mg，每天2次；立普妥20mg，每天1次。他的宽QRS心动过速（WCT）（图54-1）被成功终止，心导管检查提示冠状动脉正常、左室射血分数正常。

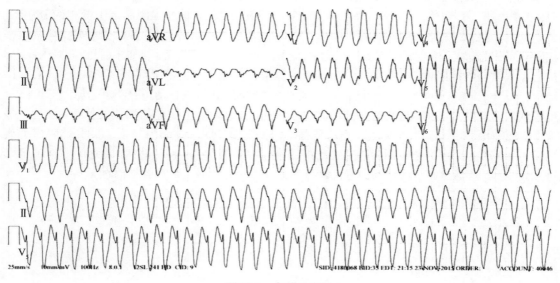

图54-1　急诊心电图

下一步最佳处理是哪项？

A.加用美托洛尔

B.电生理检查；如能诱发宽GRS波心动过速则植入心脏转复除颤器（ICD）

C.ICD植入

D.电生理检查及射频消融术

正确答案：A

解析： 该患者心电图示宽QRS波心动过速，QRS波时限为160ms，频率为250次/分，标准Ⅰ导联、aVF导联呈QS型，为无人区电轴；aVR导联呈单向R波；V₁导联呈单向R波，见左"兔耳"征；V₅V₆导联呈rS型，R/S小于1，此心电图高度提示室性心动过速可能。在未明确病史及其他临床信息的情况下，可以按室性心动过速来处理。题干已经告诉我们，主治医师是按室性心动过速来处理。心脏导管检查显示冠状动脉及左室心功能正常。这些检查结果加上患者阵发性心房颤动史及门诊用药氟卡尼的病史，可以判断患者的宽QRS波心动过速是心房扑动伴1∶1 AV下传。那为什么服用氟卡尼时的心房扑动伴1∶1 AV下传会表现为类似于室性心动过速的宽QRS波心动过速呢？原因：①氟卡尼为经典的Ⅰc类抗心律失常药，有阻断钠通道的强使用依赖性，可以使心房颤动转心房扑动；由于钠通道阻滞，传导速度减慢，折返周期变长，即心房扑动频率减慢。②且氟卡尼对房室结无明显作用，加上折返周期变长，因而导致房扑1∶1下传。1∶1下传时，心室率快，氟卡尼阻断更多的快钠通道，使QRS波增宽。③钠通道阻断剂中毒时，QRS电轴会转向无人区；aVR导联ST段抬高。④氟卡尼对QRS波来说，有很强的使用依赖性。刺激频率快时，QRS波增宽。注意图中刺激周长为500ms时，QRS波电轴改变，与临床所见相似。用Ⅰc类抗心律失常药治疗房性心律失常时，在冠状动脉及心功能正常的情况下，发生宽QRS波心房扑动1∶1 AV下传伴非特异性室内阻滞的可能性远大于单形性室性心动过速。因此加用美托洛尔可以延长房室结不应期，避免心房扑动时出现快速的心室率，避免药物使用的依赖性。这也是为什么在使用Ⅰc类抗心律失常药治疗心房颤动，原则上应加上AV结阻滞剂，如β受体阻滞剂或钙通道阻滞剂。因患者心电图为心房扑动1∶1下传心室，并非室性心动过速，因此B、C选项可以排除。因患者药物控制心房颤动良好，2年未复发，所以暂时不需要行射频消融手术。

（命题、审校　严干新　李珍珍；解析　曹怿玮）

题 55

下列哪种心律失常基质在电生理检查结果阴性时最不可能被确切排除？

A.房室结内折返性心动过速

B.严重的希-浦系统病变

C.旁路

D.缺血性心肌病所致的室性心动过速

E.窦房结功能不良

正确答案：E

解析： 对于折返性心律失常如房室结折返性心动过速，旁路参与的房室折返性心动过速及缺血性心肌病的单形性室性心动过速，电生理检查的检测敏感性通常为90%以上。

心内电极在希氏束附近记录到的HV间期代表从希氏束经过浦肯野纤维到达心室的传导时间，正常范围为35～55ms。当HV长于55ms时，提示可能存在希-浦系统疾病；当HV长于70ms，则提示严重的希-浦系统疾病。电生理试验检测严重希-浦系统疾病的敏感性也较高，为90%左右。

然而，电生理试验检测窦房结功能低下的敏感性低于50%。

另外，电生理试验评估遗传性离子通道病（长QT间期综合征、J波综合征等）相关心律失常风险的敏感性也较低。

当我们说一个检查的敏感性高时，这个检查的假阴性就低。当一个检查的敏感性是100%，这个检查的假阴性就是0。反之，当一个检查的敏感性低时，这个检查的假阴性就高。电生理试验检测窦房结功能低下的敏感性低于50%，说明50%以上的窦房结功能低下的患者会被漏诊。

（命题、解析、审校　严干新　李　艺）

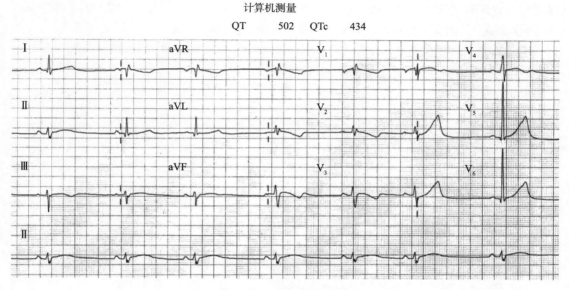

题56

13岁男童，因近1周内发作2次抽搐随其父于急诊就诊。心电图（图56-1）如下。二维心脏超声正常。

计算机测量

QT　　502　QTc　　434

图56-1　13岁男孩心电图

该男孩抽搐发作最可能被下列哪项诱发？

A.门铃

B.发热

C.熟睡

D.游泳

正确答案：A

解析： 对于心律病例题的诊断切入点是病史和辅助检查（心电图、心脏超声、离子等）。

1.关于病史　"儿童，2次抽搐。"首先医师要提炼患者对病情的描述，这是临床工作中的重要一环，"抽搐"可以理解为神经-肌肉疾病的病理现象，即不随意运动的表现，为骨骼肌的不随意收缩。常见包括神经源性癫痫，其他包括高热、破伤风、狂犬病等。"抽搐"也可以理解为心源性阿-斯综合征（Adams-Stokes综合征）。但是作为儿童，如果发生抽搐样症状，没有结构性心脏病情况下，首先要考虑离子通道病引起意识丧失、晕厥引起的可能。

2.关于辅助检查　提供了二维超声和心电图。因心脏彩超正常，所以排除结构性心脏病。粗阅心电图有异常提示离子通道病。继续思考，能够导致晕厥的致死性离子通道病常见有：长QT间期综合征（LQTS）、Brugada综合征、儿茶酚胺敏感性室速（CPVT）。结合心电图特点：QT间期及T波可疑异常。所以应围绕长QT间期综合征进行鉴别诊断。

3.关于心电图诊断问题　这个题目的焦点是QT间期的计算及对T波的分析。首先特别强调是不能依靠心电图机的计算。该患者机器数据是QT间期：502ms，心率：50次/分，QTc间期：434ms。实际应该是比这长许多。长QT间期分析的三点：QT间期测量、QT间期校正、LQTS心电图分型。

（1）QT间期测量方法：QT间期是QRS波起点至T波终点的时间间期。QT间期测量通常采用Ⅱ或V_5导联。此例手动测量：QT in V_5导联：580 ms，心率：50次/分。

（2）QT间期校正：鉴于QT间期延长的重要临床意义，需要对心电图机自动分析系统测量的QT间期延长进行人工测量证实。指南明确指出怀疑有问题的QT间期需要重新人工测量。此例较正后：QTc＝528ms。QT间期延长的标准：女性≥460ms，男性≥450ms。此例为儿童QTc远长于460ms。在排除引起QT间期延长的获得性因素后，QTc远长500ms可诊断遗传性LQTS。

4.遗传性LQTS心电图分型

LQT1型：心电图特点为QT间期延长，T波幅度高，且基底部宽，形态正常。

LQT2型：心电图特点为T波低平，出现U波。①明显的双峰T波（或切迹）；②明显的双峰T波（或切迹），最常见于下壁和中胸导联（见于V_3、V_4，诊断特异性强，如此病例）。

LQT3型：心电图表现为ST段延长。①T波延迟出现，高耸或呈双相；②T波非对称性高耸。

此例心电图：V_3、V_4导联T波有切迹，是LQT2型特征性心电图改变，诊断特异性强。

5.关于诱因问题

（1）LQT1型：运动占68%，是最主要诱因，其中游泳是一个较为特异的诱因，这与*KCNQ1*基因突变失去儿茶酚胺调控机制相符合。

（2）LQT2型：多由突发声音刺激诱发TdP。最典型为睡眠中被闹铃惊醒；其他声音刺激包括门铃、电话铃声，甚至飞机飞过头顶的噪声。

（3）LQT3型：64%发生在睡眠和（或）休息时，而运动作为诱因仅占4%。

此例依据心电图提示为LQT2型，所以选A。儿童以癫痫为表型的疾病，按照癫痫治疗后死亡。其实有可能儿童患的是离子通道病。

（命题　严干新；翻译　李　艺；解析　尹德春；审校　严干新）

题 57

除了哪种情况，以下这些都是心脏离子通道病患者的药物阳性反应？

A.疑诊长QT间期综合征3型（LQTS3）的患者，给予利多卡因后QT间期缩短

B.疑诊长QT间期综合征1型（LQTS1）的患者，应用肾上腺素后QT间期延长

C.疑诊Brugada综合征的患者，普鲁卡因胺作用后V_1～V_2导联异常ST-T改变

D.疑诊长QT间期综合征2型（LQTS2）的患者，肾上腺素可致QT间期延长伴T波切迹

E.疑诊长QT间期综合征4型（LQTS4）的患者，给予阿义马林（ajmaline）后QT间期延长

正确答案：E

解析： LQTS3的患者，由于编码钠通道的*SCN5A*基因突变，导致钠通道无法正常失活，晚钠电流增大，心肌复极及QT间期延长。利多卡因具有抑制晚钠电流的作用，可以缩短LQTS3患者的QT间期。

20%～25%通过基因检测确诊的LQTS患者，其静息心电图QTc间期是正常的。目前有多种方法可用于此类患者的检出，如在运动试验恢复期或从卧位转立位时测量QT间期、静脉输注肾上腺素等，较为常用的为后者。在正常心脏，肾上腺素增快心率及增强心肌收缩力，其机制部分源于G蛋白/cAMP/蛋白激酶A介导IKs及钙激活的氯离子通道的磷酸化。众所周知，IKs是参与心肌复极的重要离子流（尤其在复极3期），其磷酸化后，IKs进一步激活，外流增加，QT间期缩短。在LQTS1患者，由于其编码IKs离子通道的*KCNQ1*基因突变，导致IKs通道功能异常，当给予肾上腺素刺激时，IKs无法像正常情况下一样进一步激活，心肌复极延迟，出现矛盾性的QT间期延长。如以静脉输注肾上腺素后，QT间期延长30ms，作为LQTS1诊断标准，其敏感性（92.5%）和特异性（86%）均较高，阳性预测值76%，阴性预测值为96%。

Brugada综合征患者的心电图具有间歇性、隐匿性及多变性的特点。基于Brugada综合征的分子遗传学和电生理学发病机制（Ito电流相对或绝对增大），任何导致钠离子或钙离子内流减少的因素（如应用Ia类抗心律失常药中的阿义马林及普鲁卡因胺），均可导致净复极电流增大，心室外膜动作电位平台期电位压低，使Brugada综合征患者的右胸导联ST段抬高或ST段抬高进一步加剧。

对于LQTS2的患者，所谓静脉输注肾上腺素引起QT间期延长及T波切迹，并不是LQTS2的特异阳性反应。这是原题不严谨的地方。LQTS2患者的心电图特征是QT间期和下肢导联及V_3～V_4导联T波切迹，与低血钾的心电图相似。肾上腺素可间接通过引起低血钾或产生EAD，使隐匿性LQTS2患者的QT间期延长及T波切迹更加明显。

LQTS4是由于细胞膜ankyrin-B 蛋白质的突变。ankyrin-B 蛋白质本身不是一离子通道，但与钠离子及其他几种离子转运蛋白有关。LQTS4少见，且ankyrin-B 蛋白质的突变是间接影响离子电流。这也是原题另一不严谨的地方。钠通道阻滞剂阿义马林延长QT间期自然与LQTS4的特异机制无关。钠通道阻滞剂阿义马林延长QT间期可能仅是继发于QRS波的延长。

（命题　严干新　汪　凡　赵晓静；解析　严干新　汪　凡）

题 58

72岁的健康男性，近日因食欲缺乏、发热和腹泻就诊于急诊室，被诊断为病毒性肠胃炎。当他起身去洗手间时发生晕厥，晕厥期间的监护记录见图58-1。他承认曾有过一次在盛夏长时间站立头晕目眩的情况。

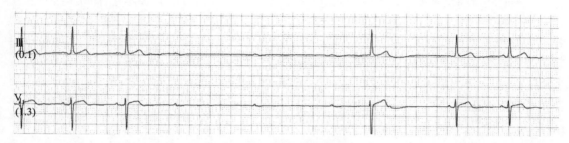

图58-1　患者心电监护图

你建议采用下列哪项治疗策略：

A.抗胆碱药物治疗

B.使用茶碱

C.双腔永久起搏器植入

D.单腔永久起搏器植入

E.观察和随访

正确答案：E

解析： 患者为72岁男性，因病毒性肠胃炎住院，以直立起身上厕所时出现晕厥，在晕厥时心电监测有一过性缓慢性心律失常。晕厥时心电监测片段显示高度房室传导阻滞（结性逸搏，长RR间歇达约4.6s），且阻滞发生时PP间期逐渐延长，且有一结性逸搏，然后PP间期开始缩短，房室传导恢复。这是一过性高迷走反射造成的。典型高迷走反射的心电图表现是：PP间期逐渐延长并在房室传导脱离前PR间期逐渐延长；随着PP间期开始缩短，房室传导恢复。仔细看本例的动态心电图，房室传导脱离前PR间期逐渐延长，请比较第2与第3跳的PR间期，第3跳的PR间期长于第2跳的PR间期。当然，高迷走反射的心电图表现并不都是这么典型，有时房室传导脱离前PR间期逐渐延长并不明显。高迷走反射的另一种心电图形式是窦房结的一过性停搏。高迷走反射的房室传导阻滞发生在房室结，这一点要与阵发性房室传导阻滞相鉴别。阵发性房室传导阻滞发生在希-浦系统，其主要机制是4相阻滞。所以阵发性房室传导阻滞多在房性期前收缩或室性期前收缩所引起的代偿间期后发生。此时，PP间期较前PP间期长，但与迷走神经兴奋增强无一丝关系。阵发性房室传导阻滞是缓慢性心律失常中最危险的，一定要重视。

考虑用永久起搏器治疗缓慢性心律失常时，有两个要点必须清楚：①缓慢性心律失常不是由一过性可逆转的因素导致的，并且该可逆转的因素是否可纠正；②缓慢性心律失常是否可导致可明显的临床症状或者可预测的危险。本例患者，从其病史来看，既往有一次发作，由于夏天炎热时长时间站立，有头晕眼花的晕厥前兆，提示该患者有血管迷走性晕厥（VVS）。此次以食欲缺乏、发热、腹泻等病毒性肠胃炎症状就诊于急诊室，又是老年人，发热腹泻等可能导致较严重脱水，在直立起身去厕所时出现晕厥。结合病史及动态心电图，可以诊断VVS。VVS也称神经心源性晕厥（neurocardiogenic syncope）或反射性晕厥（reflex syncope）。VVS导致晕厥的直接原因是血压骤降，继发于：①突然的血管扩张，即血管抑制型；②一过性心跳过缓，即心脏抑制型；③两者都有，即混合型。VVS的触发因素很多，但常见的是脱水、长时间站立，以及常见的感染如肠胃炎及呼吸道感染等。这位患者病史清楚，动态心电图可以明确诊断VVS，概率是混合型VVS，无须进一步的直立倾斜试验（TTT）。因为由明显可逆转的因素导致，并且该可逆转的因素可纠正，该病患无须药物治疗或者植入永久性起搏器。应该首先积极治疗急性病毒性肠胃炎及静脉补液。VVS的治疗可参考图58-2。其中的诊断与预后教育包含如何纠正可逆转的触发因素及预防等，属于Counselling的范围。

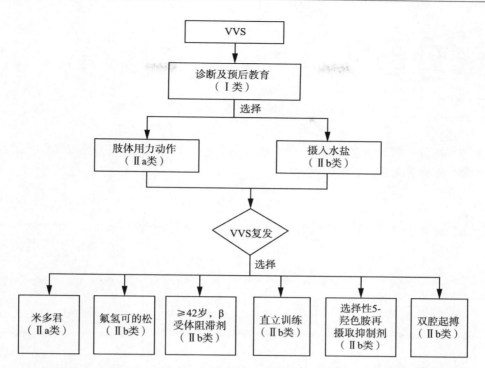

图58-2　2017 ACC/AHA/HRS晕厥诊断与处理指南——血管迷走性晕厥处理流程

VVS.血管迷走性晕厥

（解析　郭秉晟　严干新；讨论　刘兴斌　李正阳）

题 59

67岁女性，因头晕于急诊科就诊。既往患有高血压，最近开始使用美托洛尔和赖诺普利治疗。体格检查无异常，心电监护如图59-1。

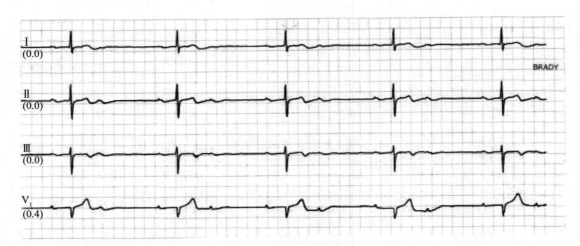

图59-1　患者心电监护图

请问你应该如何处理：

A.停止美托洛尔，住院观察

B.安排植入永久性DDD起搏器

C.经静脉放置临时起搏器

D.安排运动试验

正确答案：A

解析： 该图P波形态呈窦性，PP间期基本规则，频率56次/分，RR间期固定，频率28次/分，PR间期固定，长度约400ms。每2个P波中有一个P波下传，呈2:1型房室传导阻滞。

根据Narula的资料，2:1房室传导阻滞，房室阻滞的部位位于房室结者约30%，位于希氏束内为20%，位于双束支水平者为50%。因此，2:1房室阻滞部位有70%的概率发生在希-浦系统。由于希-浦系细胞动作电位为"钠控"，当发生缓慢传导时的变化范围要比"钙控"房室结细胞小得多。一般认为，房室结传导正常的情况下，希-浦系统病变时，PR间期不会延长到300ms以上（一般<160ms）。如果PR间期>300ms以上，下传QRS波群是窄的，考虑房室结阻滞的可能性大，如果2:1房室阻滞时，PR间期<160ms，下传QRS波群是宽的，考虑阻滞部位在希-浦系统。另外，当阻滞部位在房室结时，按压颈动脉窦可使传导阻滞加重，应用阿托品或运动可使传导阻滞改善，当阻滞发生在希-浦系统时则相反。

综上所述，该患者呈2:1房室阻滞，下传的QRS为窄型，PR间期>300ms，结合口服美托洛尔（主要作用于房室结，对希-浦系统几乎没有影响）病史，考虑阻滞部位在房室结，故该患者为二度Ⅰ型房室传导阻滞可能性大（因二度Ⅱ型房室阻滞几乎均发生于希-浦系统，其中束支水平阻滞占70%，希氏束水平占30%）。因目前心室率较慢，且有头晕症状，院外观察已不安全，宜住院，并停用美托洛尔。住院后可尝试采用刺激交感神经（如运动试验等，但患者心室率慢，且有心动过缓症状，显然运动试验不宜进行）或抑制迷走神经（如静脉推注阿托品等）观察房室传导有无改善，进一步判断二度房室阻滞的部位及类型（Ⅰ型或Ⅱ型）。其后再根据病情（患者症状、血压、房室阻滞改善情况等）决定是否行临时起搏器植入。因考虑患者目前阻滞部位在房室结可能性大，且不排除服用美托洛尔所致，故永久起搏器植入目前暂无确切指征。

（命题　严干新；解析　汪　凡）

题60

以下心电图（图60-1）$V_1 \sim V_2$导联ST段抬高最可能的解释是：

A.前间隔ST段抬高型心肌梗死（STEMI）

B.Brugada综合征

C.因高钾血症致获得性Brugada心电图表现

D.心包炎

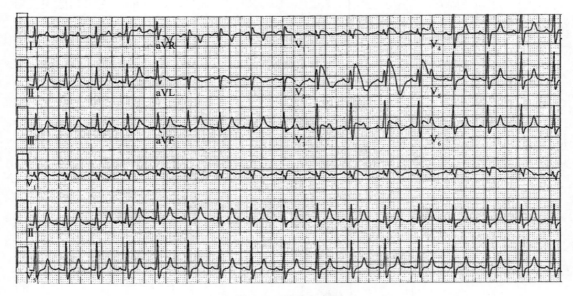

图60-1　就诊心电图

正确答案: C

解析: 急性前间壁STEMI中, R或R′波下行与ST段抬高起始之间存在明显的移行分界, 而在该心电图中, 抬高的ST段始于R或R′波降支, 继续下移并形成倒置T波。因此不考虑STEMI, 排除A。如果只看V₁~V₂导联, 这是比较典型的Brugada综合征的心电图表现, 但要首先排除是否存在继发性因素, 这也是临床常规诊断思路, 当然不排除两者同时存在的可能。如果存在明显的继发性因素, 遗传性因素并不作为首先考虑。该心电图T波形态特殊, V₄~V₆导联T波基底部很快靠近, 使得T波狭窄、类似帐篷样, 同时在肢体导联与加压肢体导联可见类似T波, 符合高钾T波改变, 而在Brugada综合征中T波高耸一般不明显, 同时患者也没有晕厥、黑矇等症状及猝死家族史, 结合这点来说, B不作为第一选择。实际上该患者血钾6.6 mmol/L, 经过补钾治疗后心电图恢复正常。因此, C为该题正确答案。Brugada综合征30%与先天性钠通道缺陷有关, 表现为心电图中V₁~V₂导联ST段抬高, 患者在睡眠中有猝死风险。高钾血症、高热及钠通道阻滞剂可以致获得性Brugada心电图表现(具体机制在此不做详述, 可另行讨论)。心包炎心电图中ST抬高幅度不会很高, 且ST段抬高常波及多个导联, 而非仅限于V₁~V₂, 故排除D。

本题的主要目的是希望提高对Brugada综合征警惕性的同时, 也要注意获得性Brugada心电图表现, 即要避免漏诊, 又不能过度诊断。

讨论:

老师1: 认为不能完全排除Brugada综合征合并高钾血症, 或高钾血症使本来没有表现出来的Brugada综合征心电图表现出来。

老师2: 题目所给信息量过少, 答案B、C皆有可能或B、C两者并存。

通过讨论最终达到对Brugada综合征的认识、重视及与高钾血症等诊断思路, 即达到出题目的了。

(命题 严干新; 解析 赵晓静; 审校 严干新)

题61

49岁男性，因心悸、头晕来急诊室就诊，主诉无其他症状。6个月前患者曾进行过一次运动心超负荷试验，基础与运动心超正常。下图是患者就诊时记录的心电图（图61-1），检查血压为105/65 mmHg，并因心悸而稍感不适，但其他检查均在正常范围内（患者拒绝任何有创治疗）。

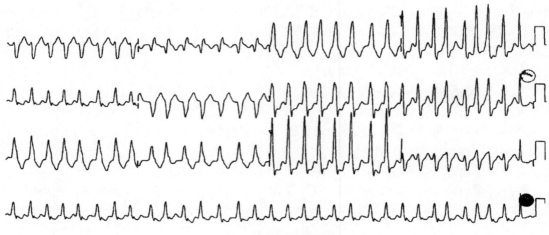

图61-1 心电图检查

对患者下一步的紧急处理及随后的长期无创管理方案是：

A.静脉滴注普鲁卡因胺，随后口服氟卡尼

B.静脉滴注利多卡因，随后口服β受体阻滞剂

C.立即直流电复律，随后口服胺碘酮

D.静脉滴注腺苷，随后口服维拉帕米

E.静脉滴注维拉帕米，随后口服维拉帕米

正确答案: A

解析: 在急性情况下, 静脉注射普鲁卡因胺, 长期治疗口服氟卡尼。我们首先应该确定该心电图的诊断: RR间期长短不一, QRS宽度不等, 支持心房颤动伴预激 (旁路在左室侧壁, 注意V_1的QRS形态), 而不支持心房颤动伴差传或束支室速。因此, 静脉注射普鲁卡因胺可通过下述的机制终止心房颤动伴预激或者减慢心房颤动时的心室率: 因为旁道钠通道依赖性, 普鲁卡因胺可通过阻断快钠通道及同时抑制Ikr延长动作电位时程减慢旁道的房室下传; 普鲁卡因胺也可通过上述两个机制而终止心房颤动。口服氟卡尼也有快钠通道及同时抑制Ikr的作用, 且患者基础及运动超声心动图正常, 故可用于预激综合征长期药物治疗。也可以利多卡因静脉注射用于心房颤动伴预激, 但效果不如鲁卡因酰胺。β受体阻滞剂有房室结阻滞作用不能用于预防心房颤动伴预激。故答案B错。同理, 答案D及E也错。患者没有血流动力学的恶化, 直流除颤没必要。口服胺碘酮也不适用于预防心房颤动伴预激。故答案C也错。有同道认为, 不能束支室性心动过速。即使有束支室性心动过速的可能性, 答案A也无错。

（命题　严干新　张余斌; 解析、审校　严干新）

题62

45岁男性，既往无心脏病史。因心悸、呼吸困难及轻度的胸部不适至急诊科就诊，心电图见图62-1。因患者存在呼吸窘迫及轻度低血压，给予直流电复律治疗，成功转复为窦性心律后症状减轻。患者诉频繁发作心悸及呼吸困难，但以此次发作最为严重来就诊。其超声心动图检查正常。

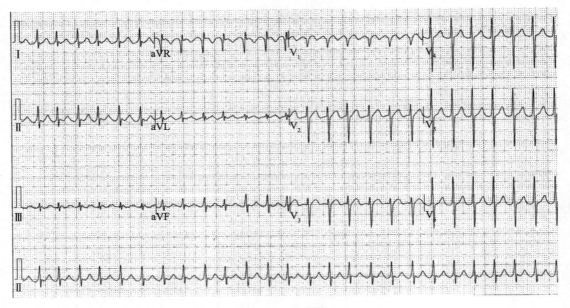

图62-1　心电图

根据患者心电图表现，下列哪种长期药物治疗方案是不合适的？

A.联用氟卡尼及美托洛尔

B.联用氟卡尼及地尔硫䓬

C.氟卡尼

D.美托洛尔

E.多非利特

正确答案: C

解析: 该心电图诊断为心房扑动2∶1,相信大家应该没有什么异议。基于目前典型心房扑动的发病机制较为明确(心房内大折返),其治疗首选射频消融,成功率约在90%以上。当因各种原因无法行射频消融时,可选用延长心房不应期的药物以转复心房扑动和(或)预防复发,如Ⅰa类抗心律失常药物奎尼丁,Ⅲ类抗心律失常药物索他洛尔、胺碘酮、伊布利特、多非利特等。氟卡尼为Ⅰc类抗心律失常药物,因其对心房不应期的影响较小,并不是转复心房扑动和(或)预防复发的理想药物。同时,其可减慢心房肌传导速度,使心房扑动频率下降,使室上性电活动对房室结的干扰减少,又由于这类钠通道阻滞剂对房室结的作用较小,从而促进心房扑动1∶1AV传导,因此可能导致严重的血流动力学障碍。故在使用该药物时,需联合使用β受体阻滞剂或钙拮抗剂。美托洛尔虽不能预防心房扑动复发,但可减慢心房扑动发作时的心室率,可减轻症状,避免或减轻发作时的血流动力学异常。多非利特作为Ⅲ类抗心律失常药物,可用于心房扑动患者的窦性心律维持,其1年有效率约73%。故从题目给出的答案中,显然单用氟卡尼为最不恰当的方案(需要强调的是,答案选C,并不是说其他选项中的方案均为理想方案)。

(命题 严干新 张余斌;解析 汪 凡;审校 严干新)

题 63

32岁女性，既往先天性心脏病病史。此次因进行性乏力、虚弱就诊。心电图见图63-1。

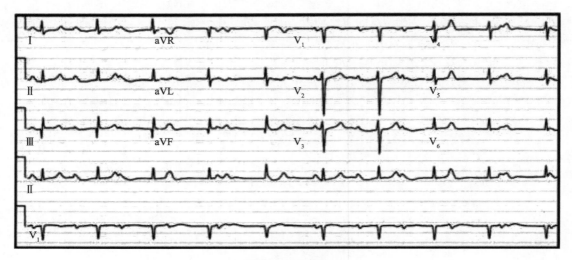

图63-1　心电图

该患者最可能的先天性心脏病是：

A.室间隔缺损

B.房间隔缺损

C.左室发育不良

D.先天性矫正型大动脉转位

E.Ebstein 畸形

正确答案: D

解析: 先天性矫正型大动脉转位时,存在心房-心室和心室-大动脉两个连接关系的不一致:右房—左室—肺动脉—左房—右室—主动脉。由于房室连接不一致,传导束多纤细、纤曲,且随时间延长呈进行性纤维化,可引起严重心律失常,如三度房室传导阻滞。另外,与正常人比,由于其左右束支位置互换,使间隔除极由正常时的左向右变为右向左,心电图上表现为下壁Ⅱ和Ⅲ导联出现Q波,而V_5及V_6导联无Q波出现。

房间隔缺损最常见的为继发孔型,典型心电图表现为不完全性右束支传导阻滞,电轴右偏,右胸导联出现rsr′、rSR′型QRS波群,少数患者出现完全性右束支阻滞。原发孔房间隔缺损的解剖部位涉及房室交界区,易合并传导紊乱。典型心电图表现为一度房室传导阻滞和电轴左偏,左前分支阻滞。右室扩大的患者通常合并右束支传导阻滞。完全性房室传导阻滞和心房颤动常见于老年患者。

中重度左向右分流的室间隔缺损先出现左室肥厚的心电图改变,随着病程进展,可出现右室肥厚、双室肥厚的心电图改变,一般不会出现完全性房室传导阻滞。室间隔缺损最常见的类型是膜部室间隔缺损。由于室间隔膜部正好是希氏束穿行处,当应用Amplatzer伞等进行介入封堵时,可能会压迫房室结、希氏束、束支,产生传导阻滞。但绝大多数传导阻滞是一过性的,无须植入永久性起搏器。

Ebstein畸形的患者心电图多表现为右房增大,完全性或不完全性右束支传导阻滞。在所有患者中,约有42%合并一度房室传导阻滞,部分源于右房扩大,部分由于房室结畸形,或畸形的中心纤维体压迫房室结。三度房室传导阻滞罕见。

左心发育不良患者,心电图主要表现右心肥大,如P波高尖,电轴右偏和右室肥厚等。

(解析 汪 凡;审校 严干新)

题64

　　78岁女性，既往有冠心病及支架病史（具体血管不详），因胸骨后压榨感数小时就诊于急诊科，自认为消化不良。然而，予以抑酸药及食物对症处理后，症状持续不缓解。就诊时测量血压为100/60mmHg，脉搏较快。行常规12导联心电图检查见图64-1。

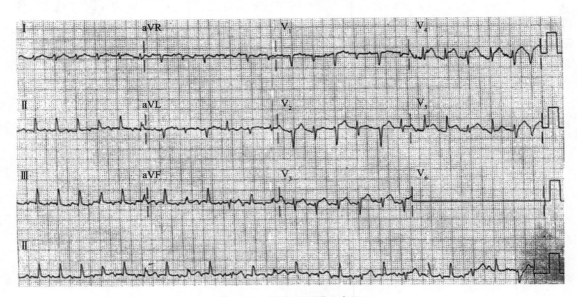

图64-1　患者12导联心电图

　　心电图提示为哪种可能：
　　A.窦性心动过速伴电交替，前壁心肌梗死
　　B.心房扑动伴电交替，前壁心肌梗死
　　C.房性心动过速伴电交替，前壁心肌梗死
　　D.心房颤动，前壁心肌梗死
　　E.室性心动过速

正确答案：C

解析： 心电图节律规整150次/分，QRS时限正常（0.08s）且电轴正常（在0°～＋90°）。QT/QTc正常（240/280ms），V₃～V₅导联ST段抬高（箭头所示），提示急性前壁心肌梗死。QRS和T波振幅可见交替改变即"电交替"（图64-2＋、*所示），尤其以V₂导联明显。QRS波前可见P波，且RP间期（0.24s）和PR间期（0.18s）均固定，P波在Ⅱ导联倒置，aVR导联直立。长RP间期心动过速主要包括窦性心动过速（Ⅱ和aVF中一般不会出现负P波）、交界性心动过速、房性心动过速、心房扑动（伴2∶1 AV传导阻滞，因未见第2个F波故不考虑）、房室折返性心动过速、非典型房室结折返性心动过速（快慢型）。虽然不能够完全由此明确是房性心动过速或房室结折返性心动过速，或房室折返性心动过速，但最常见的长RP间期心动过速是房性心动过速。QRS波电交替最常见于心包积液时心脏在心包腔内摆动（即"钟摆效应"）；也可见于其他情况，包括室上性心动过速、急性心肌梗死、扩张型心肌病或失代偿性心力衰竭。在这些情况下，电交替是由于心肌钙离子负荷在心肌收缩时交替变化。该例患者QRS波电交替则可能是房性心动过速或ST段抬高型心肌梗死的结果。

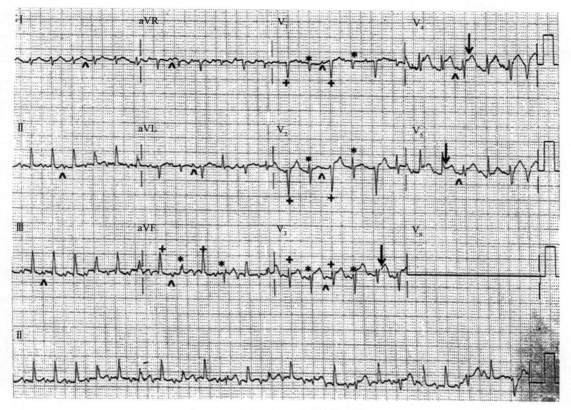

图64-2 带标记的患者12导联心电图

（命题　曹云山　李珍珍；解析　曹云山；校对　欧加福）

三、挑 战 篇

题65

65岁女性,因"病态窦房结综合征"植入DDD起搏器,具体参数设置不详。术后第4天查动态心电图,记录到如下心电图(图65-1)。

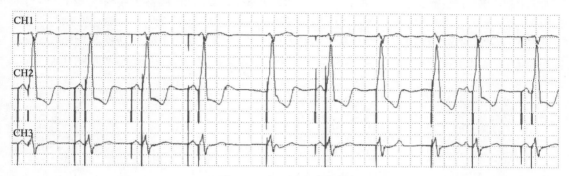

图65-1 术后第4天心电图

请选出正确的选项:

A.DDD起搏心律,可见频率滞后伴搜索功能运作,起搏器功能未见异常

B.DDD起搏心律,时呈VAT工作方式,可见间歇性心房过感知,心房和心室起搏功能、心室感知功能未见异常

C.DDD起搏心律,可见模式转换与反转换功能运作,起搏器功能未见异常

D.DDD起搏心律,时呈VAT工作方式,可见间歇性心房及心室过感知,心房和心室起搏功能未见异常

E.DDD起搏心律,心房、心室感知功能不良,心房和心室起搏功能未见异常

正确答案： D

解析： 如图65-2标注所示，DDD起搏心律，时呈VAT工作方式，下限起搏频率间期为1000ms，PAV间期（起搏的AV间期）为180ms，VA间期820ms。在图65-2中第4个RR间期（VP-VP）最长，为1200ms，长于下限频率间期，且第5个VP前未见AP和自身P波，那么这里发生了什么？倘若仅发生心房过感知是不会出现长于下限频率间期的起搏间期的，所以考虑同时合并了心室过感知，即先发生心室过感知，重整了下限频率间期，同时在PVARP（心室后心房不应期）结束后发生了心房过感知，在SAV间期（感知的AV间期）结束后发放VP，从而形成了长于下限频率间期的起搏间期。箭头处均考虑存在心房过感知。夹有箭头的RR间期（VP-VP）明显不等，不符合DDD起搏器模式转换后起搏间期递变规律（DDD起搏器发生模式转换时，自动开启频率应答功能，常可见起搏频率间期逐渐延长，即每个VV间期延长40ms，直至传感器频率间期）。另外，从时间角度看，也几乎不可能在这么短的时间发生了模式转换与反转换，故可排除E选项。A选项中频率滞后伴搜索功能多见于百多力起搏器，而其他起搏器无此功能。

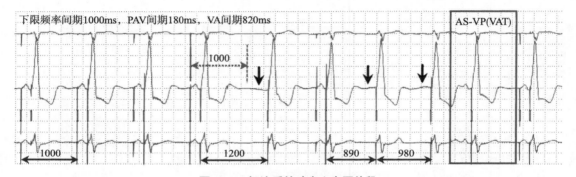

图65-2　标注后的动态心电图片段

（解析　叶沈锋）

题66

63岁男性，临床诊断：冠心病，心律失常，预激综合征。体表心电图同步记录见图66-1。

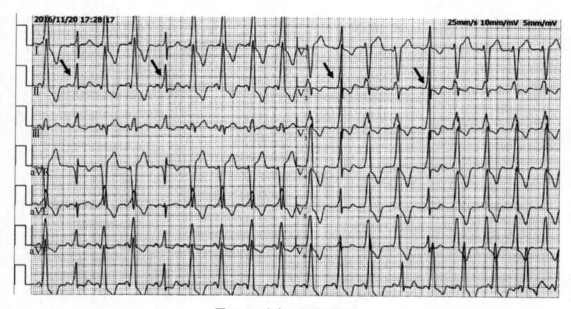

图66-1　患者12导联心电图

箭头所指QRS波群变化机制为：

A.舒张晚期室性期前收缩

B.心室预激合并间歇性左束支传导阻滞

C.心室预激合并间歇性右束支传导阻滞

D.另一条旁路前传

正确答案: D

解析: 体表心电图示窦性心律, 频率106次/分, PR间期100ms, QRS波群时限增宽120ms, 起始粗钝, V_1主波向下, V_2R/S>1, $V_{3\sim6}$呈R型, Ⅰ、Ⅱ、Ⅲ、aVF呈R型, 符合右前间隔心室预激。间歇可见另一形态QRS波群(黑箭头所指), 其PR间期稍有延长达120ms且固定(QRS波群相对延迟出现, 可以排除答案A), QRS波群增宽时限110ms, 起始粗钝, V_1主波向上呈R型, $V_{2\sim6}$呈Rs型, Ⅰ呈RS型, Ⅱ呈或Rs、Ⅲ、aVF呈R型, 符合左前侧壁心室预激(排除答案B和C)。本例体表心电图显示双旁路间歇性交替前传, 考虑与两旁路前向有效不应期较为接近有关。同时窦性心律时右侧旁路的PR间期比左侧短, QRS波群较宽(预激程度明显)与旁路位置相关。该患者动态心电图检查也显示有两种心室预激交替前传, 与之相符合(图66-2)。

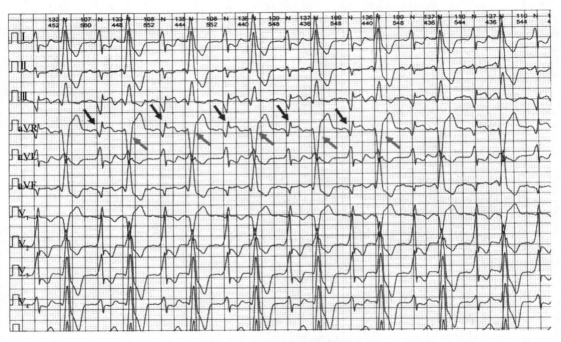

图66-2 患者动态心电图记录

(解析 蒋 勇)

题67

49岁男性，因腰痛、胸闷、气促半个月，加重伴恶心、呕吐4d入院。临床诊断：慢性肾炎，慢性肾功能不全（尿毒症期），尿毒症性心肌病。体表心电图同步记录见图67-1。

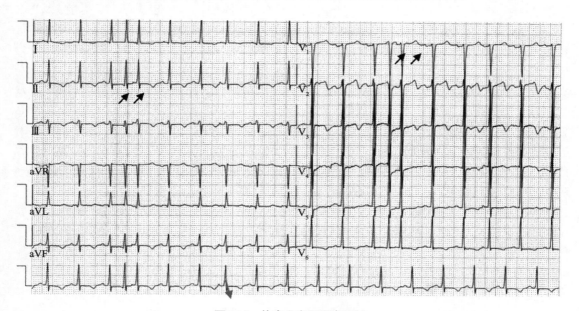

图67-1 体表心电图同步记录

黑箭头所指QRS波群的诊断是：

A.成对房性期前收缩

B.间位性交界性期前收缩

C.成对交界性期前收缩

D.伪差

正确答案：D

解析： 从放大的长Ⅱ导联（图67-2）我们清楚地看见主导心律为窦性心律，其PP间期600ms（100次/分），律齐，PR间期150ms，QRS间期80ms，呈室上性，QT间期370ms。结合12导联心电图，诊断为窦性心律，偶见房性期前收缩（长Ⅱ导联中黑箭头标注），ST-T改变（广泛导联）应当没有疑问。关键是R₄、R₅两个QRS波的定性，这是两个明显连续提前出现的室上性QRS波。A选项，因为其前一个有P而后一个无P，故不考虑。B选项，因为所谓"间位性（插入型）交界性期前收缩"，是指在一个正常窦性序列中间出现一个交界性期前收缩而不出现代偿间歇（即期前收缩后第一个正常位的窦P后有相关QRS波，其P-R间期正常或干扰性延长），此例无论从R₅前的P波形态（不同窦P）、出现时间（略提前）及P-R间期（仅80ms，明显短于窦性PR间期）都可排除B选项。C选项，因为R₃～R₄（280ms）尤其R₄～R₅（240ms）间期极短，R₄、R₅都位于T波的前半部或ST段终末部，应该这两个"交早"（室上性激动）绝不会呈"室上性"（如此，只能说明此时室内包括不应期最长的右束支，不仅脱离了有效不应期，甚至已完全脱离了相对不应期，而这实际上绝不可能）。另一关键点是，根据QT间期370ms和12导联T波形态，发现R₄后根本没有复极波（正常心电波，有除极波必有复极波），而更短的R₄～R₅间期后的复极波及QT间期却又和正常窦律下的完全一致，两者都违反了心电电生理规律。因此，此种解释也不成立（可以排除C选项）。而所谓心电"伪差"（D选项），传统意义上即"非心电波"，或干扰性的使心电波在原来位置上发生"变形"。其产生原因有：①心电图机设备因素；②操作因素；③肌电干扰；④交电干扰；⑤外界电磁波干扰；⑥被检者本身体质因素等。此例采用手持心电采集＋蓝牙技术发送心电信息，而呈现的现象是R₄本身像一个室上性的心室除极波（所有12导联中，和正常QRS波完全一致），但后面少了复极T波；R₅则更是一个看似正常的心室心电波（除、复极波），却出现在了理论上不可能出现的地方。特别指出，有别于以前的各式心电图机，这些问题，其实正是发展历史刚不久的"数字式电脑心电图机"记录时才会发生的"失帧现象"。

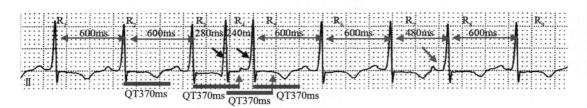

图67-2　放大的长Ⅱ导联记录

　　具体简述如下：数字化心电图机前置心电采集模块完成各通道模数转换后，通过串行传输至软件进一步处理校验，以确保各通道数据的"同步"。任何时候，若传输数据有异常（如噪声干扰），破坏了数据的"同步"性（即"失步"）时，软件会丢弃接收的这部分数据而进行重整，以达到再同步。若重整丢弃的数据（即失帧）位于2个心搏之间，则会造成后续心搏提前的假象。另外，软件在处理传输数据过程中，若CPU过载，也会造成"失帧现象"。由此，我们理解了软件会丢弃"失同步"的传输数据，是造成部分心电波形丢失的原因。且由于软件对"失同步"认定的随意性，故有时可见QRS波后没有T波（图67-2中的R₄），有时P波和T波中间QRS波缺失（图67-3为该患者在同一时间段记录的12导联同步记录心电图，黑箭头标注处）；同时，软

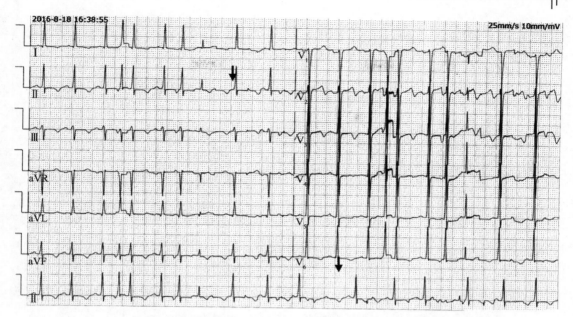

图67-3 该患者在同一时间段记录的12导联同步记录心电图

件重整丢弃的数据，又会造成其后正常心电波形的"移位"，而这正是上图中$R_4 \sim R_5$间期极短，其后QT间期不变，以及R_4、R_5以"室上性"的形态出现在心室有效不应期内的原因。本身是真实的心电波，但处于"移花接木"的失真状态，仍应归于"伪差"系列。

（解析 蒋 勇 沈 灯）

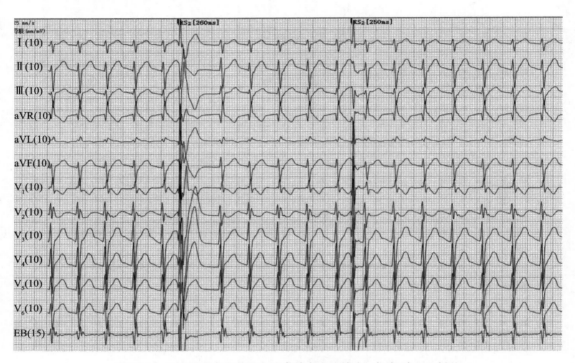

题 68

17岁男性,因"阵发性胸闷心悸2年"就诊。行食管心脏电生理检查时正值心动过速发作,遂采用RS₂刺激法进行心动过速鉴别,如图68-1。

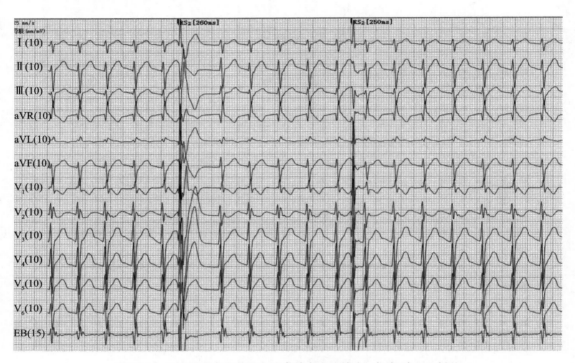

图68-1　心动过速发作过程中行食管电生理检查,发放2个RS₂刺激

请选出正确的选项:

A.室性心动过速伴1:1室房逆传,第1次RS₂刺激同时起搏了心房和心室

B.慢-快型房室结折返性心动过速,第1次RS₂刺激仅起搏了心房,第6次QRS波群为室性期前收缩

C.顺向型房室折返性心动过速,第1次RS₂刺激同时起搏了心房和心室

D.慢-快型房室结折返性心动过速,第1次RS₂刺激同时起搏了心房和心室

E.房内折返性心动过速,第1次RS₂刺激仅起搏了心房,第6次QRS波群为室性期前收缩

正确答案: B

解析: 图68-2A所示,本例心动过速RR间期规则,频率130次/分,QRS波时限90ms,电轴位于无人区(Ⅰ、aVF导联主波均向下),$V_1 R/S>1$,$V_6 R/S<1$,酷似高位间隔部起源的室性心动过速。在EB(食管)导联清晰可见每个QRS波群终末均有逆P波叠加,RP′间期$<70ms$,逆P波的叠加使QRS波群貌似增宽,其实不然。在该窄QRS波群心动过速发作时采用RS_2刺激法进行心动过速鉴别,第2次RS_2(250ms)夺获心房,但并未对心动过速造成影响(未重整或终止心动过速),推测该心动过速折返环路不需要心房肌参与。接下来再看第1次RS_2刺激(260ms)后伴随了宽QRS波群(R_6),同时看到心动过速预定的位置P波和QRS波都消失了,提示RS_2也夺获了心房。那么R_6是巧合的室性期前收缩还是RS_2夺获心房的同时夺获了心室呢? 我们知道,经食管起搏偶尔也能起搏心室,大多是心房和心室同步起搏,极少数会仅起搏了心室而未起搏心房,但经食管能否起搏心室受众多因素影响,存在不稳定及不确定性。若能经食管起搏了心室,则起搏的部位常在左室后壁,QRS波群形态会呈类似右束支阻滞图形(类似A型心室预激图形),同时会看到QRS波群在下壁导联主波向上。而本例宽QRS波群在下壁导联呈R型,且其他时间段记录到的室性期前收缩与此形态及偶联间期相同(图68-2B),推测R_6系巧合的室性期前收缩。第1次RS_2仅夺获了心房,且发生了巧合的室性期前收缩,同时根据间期测量,室性期前收缩全部夺获了心室肌,即心房和心室被完全夺获,但未对心动过速造成影响(未重整或终止心动过速),从而可基本明确该心动过速不需要心房和心室肌参与折返,再结合心动过速的

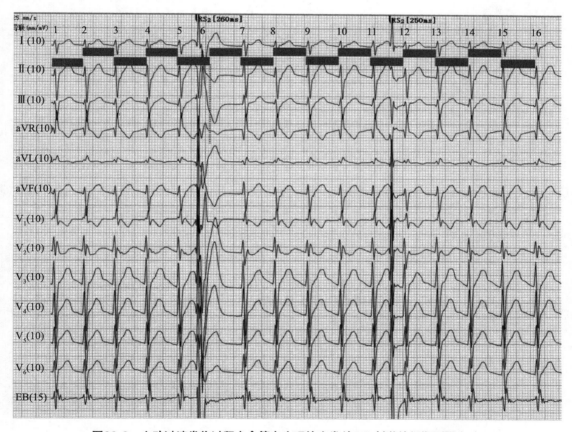

图68-2 心动过速发作过程中食管电生理检查发放RS_2刺激的间期测量(A)

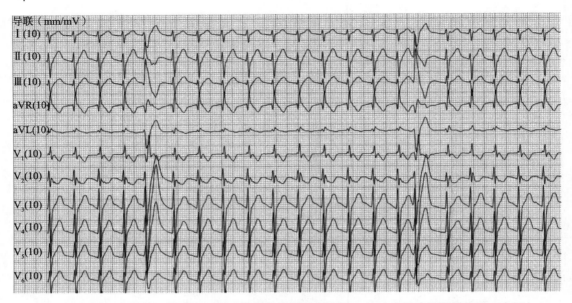

图68-2 心动过速其他时间段记录的室性期前收缩形态与图68-2A心电图室性期前收缩一致（B）

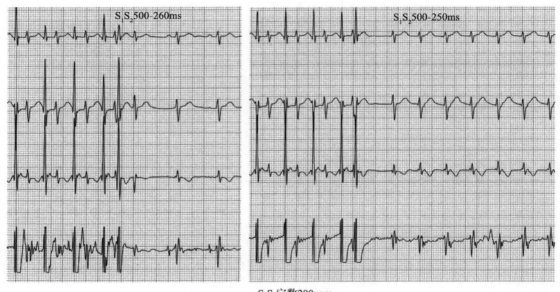

S_1S_1定数200ppm

图68-2 心动过速的诱发过程（C）

诱发（图68-2C）及终止过程（图68-2D）可明确该心动过速为慢-快型房室结折返性心动过速。

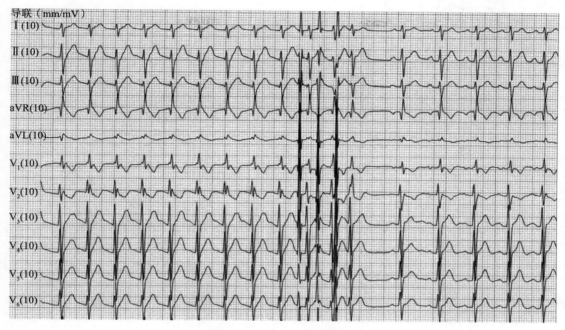

图68-2　心动过速的终止过程（D）

（解析　郑新权　蒋　勇）

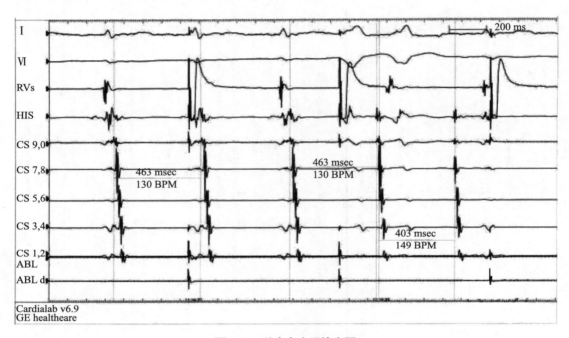

题69

图69-1提供的腔内电生理检查图。

图69-1　腔内电生理检查图

提出两个问题：

第一，从腔内图判断，这个患者可能是哪种心动过速？

第二，最后一个A波，可能是什么途径逆传？

A.室性心动过速，慢径逆传

B.房性心动过速，旁路逆传

C.房室结折返性心动过速（AVNRT），慢径逆传

D.房室折返性心动过速（AVRT），旁路逆传

正确答案：C

解析： 首先，这个腔内图是短VA间期心动过速，是在心动过速时做的心室S₁S₁亚速刺激，心动过速时，心房HIS领先。

HIS很小，但可以辨认，第一个S₁刺激是发放在HIS有效不应期内（HIS后约30ms），没有重整心房，初步提示存在逆传旁道的可能性很小。

第2个S₁刺激完全夺获了心室（被夺获的V波尾部领先于心动过速发作时的V波起点），改变了VV间期，但是并没有改变AA间期，可以完全排除逆传旁路参与的AVRT和室性心动过速的可能，即心室不是参与心动过速的必需成分，直接排除了选项A，那么剩下的可能就是房性心动过速，或慢快型AVNRT。这个结论可以直接排除题中所示的A和D选项。

在第4个A波的后面，有1个提前宽大的V波，这个提前的V波前没有刺激信号，考虑是心室自发的室性期前收缩（不排除大头触碰心室引起的室性期前收缩），而在这个室性期前收缩之后，又有一个提前的A（AA间期403ms），考虑有可能为室性期前收缩逆传A波（当然这个A也有可能是房性期前收缩，但题目给出的条件是逆传），那么这个逆传A波就存在以下几种可能：①快径路逆传递减传导；②慢径路逆传；③慢旁路逆传。

首先，因为在最后1个A波，也就是图中第5个A波之后，紧接着出现了1个V波，经测量，AV约是180ms（不到200ms），而最后一个V波之后，没有出现A波，且从最后1个A波向后再测量463ms，并没有A波再出现，所以考虑这个心动过速有可能是终止了。最后的1个A波和最后的一个V波的关系，考虑极有可能是经快径路前传的关系（V₆前面可以看到一个振幅极小的H波），那么可以反推其最后1个A波前面的V与这个A的关系，就很有可能是慢径路逆传，或慢旁路逆传。

那么排除了心室参与折返成分的可能性，AVNRT伴慢径路逆传，也就是选项C，可以作为正确选项。如图69-2所示。

下面再讨论一下有没有可能是房性心动过速经过慢旁路逆传。前面叙述了，排除了心室参与折返成分的可能性，这个心动过速只有AVNRT和房性心动过速的可能，那么如果是房性

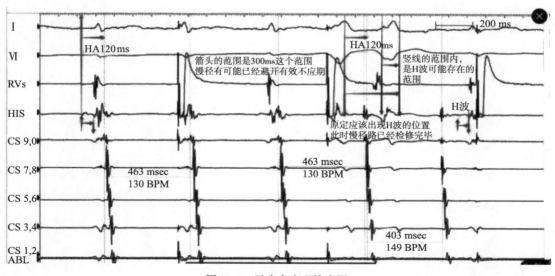

图69-2　腔内电生理检查图

心动过速,我们先看一下V_6,V_6前面有H波,而且HV和心动过速时的HV相等,A_5V_6间期约在180ms,提示V_6是由V_5经快径路下传产生。

这位患者在房性心动过速发作时,AV很长,约是410ms(在HIS通道上,A_2-R_3起点可以测量出),这么长的AV间期,多数都是由慢径路前传产生的(当然也可以说就是房室结前传产生长AV,为了便于说明问题,现在可暂时认为是慢径路前传),也就是快径路进入了有效不应期。在慢径路前传过程中,一直到A_4,房性心动过速激动继续由慢径路前传,而如A_5无论是旁路逆传心房产生,还是什么途径逆传产生的A波,A_4-A_5的突然缩短(403ms),那么在A_5出现时,快径路仍然处于有效不应期内(因为AA在463ms的时候,快径路就已经处在有效不应期了),所以A_5根本就不能从快径路前传心室,也就是在A_4A_5较心动过速缩短后,A_5V_6如果延长还可以理解,但不应该再出现缩短(仔细看AH间期在100ms左右,显然房性心动过速的可能性也可排除)。此外,如果是房性心动过速,A_5经旁路逆传,那么A_5的心房逆传顺序往往会发生改变,而本图的A_5在各个通道上的顺序和房速发作时一致,这也不支持B选。

综合上述,结合本题答案给出的范围,正确答案应该是C。

当然,有的同仁会考虑最后1个V波不是下传,有可能是交界性期前收缩,这当然也是可以的,但可能小。重要的补充说明,如果是AVNRT,A_5是慢径路逆传,在这个前提下,这个心动过速实际上是终止于第4个A波,否则慢径路前传和室性期前收缩逆传会在室性期前收缩出现后同时相遇,逆传心房不能实现,所以心动过速只能是在第4个A波终止。至于终止的原因,仅仅根据本图,目前尚无法推测。

(解析 刘柏刚)

49岁男性，行射频导管消融术治疗心房颤动。隔离全部4个肺静脉（PV）后，于左上PV放置环状标测导管，静脉注射12mg腺苷，在腺苷起效峰值时记录到下图（图70-1）。

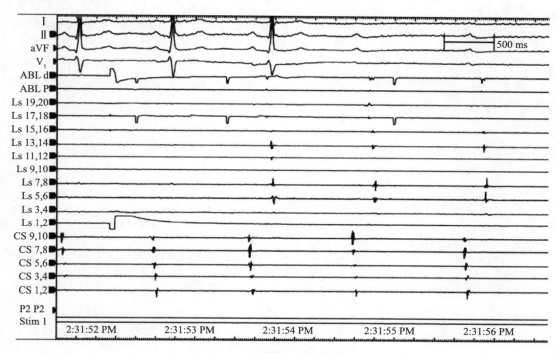

图70-1　注射腺苷过程腔内电图

下列哪个选项最能解释图中的现象？

A.钠通道活性增强

B.钾通道活性增强

C.房室阻滞引起交感神经张力增加

D.窦性频率减低使得PV传导恢复

E.血管舒张和肺静脉扩张

正确答案：B

解析： 我们先看电生理图（图70-1），患者行心房颤动射频导管消融在隔离肺静脉后可以见到左上肺静脉电位完全消失（$LS_{1\sim20}$），静脉注射12mg腺苷后诱发一过性房室传导阻滞和窦性心动过缓，在腺苷起效峰值时记录心内电图发现肺静脉电位恢复（$LS_{1\sim20}$）。2006年Arentz等首先发现在进行肺静脉电隔离术后给予腺苷注射可以使肺静脉潜在传导恢复。2010年Datino等进行了相关机制的研究。了解腺苷的作用机制前，我们首先应该了解射频电流对左房和肺静脉组织的影响，射频消融术后，细胞膜受损不能维持静息膜电位，使肺静脉细胞静息膜电位升高（超过$-60mV$），使钠通道失活，细胞无法除极和兴奋。

腺苷主要通过激活分布在肺静脉组织的腺苷-敏感钾通道（IkADO）导致内向整流钾电流增大引起细胞超极化，导致细胞膜电位下降，肺静脉组织dV/dmax增大，部分潜在的肺静脉传导恢复，而腺苷对左房组织的细胞膜电位和dV/dmax明显小于对肺静脉组织的影响。最后，左房和肺静脉组织腺苷受体表达无显著差异（腺苷1型、2A型、2B型和3型受体）。

腺苷对钠通道活性无影响，腺苷导致的房室阻滞、窦性频率下降及血管扩张作用与肺静脉传导恢复无关。

（解析　刘　彤）

参 考 文 献

Arentz T，Macle L，Kalusche D，et al. "Dormant" pulmonary vein conduction revealed by adenosine after ostial radiofrequency catheter ablation. *J Cardiovasc Electrophysiol*，2004，15（9）：1041-1047.

Datino T，Macle L，Qi XY，et al. Mechanisms by which adenosine restores conduction in dormant canine pulmonary veins. *Circulation*，2010，121（8）：963-972.

Freilich A and Tepper D. Adenosine and its cardiovascular effects. Am Heart J，1992，123（5）：1324-1328.

题 71

68岁女性，主动脉瓣置换联合二尖瓣修补术6d后发生高度房室传导阻滞，见图71-1。

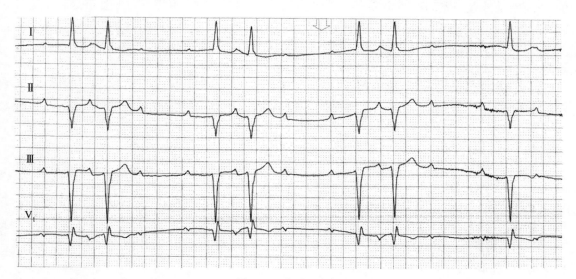

图71-1 术后心电图

下列哪个选项最不可能解释心电图中的表现：

A.左后分支起源逸搏后超常期传导

B.左后分支起源期前收缩合并Wedensky易化

C.逆向（inverted）文氏传导现象

D.左后分支起源期前收缩后导致裂隙传导

正确答案：D

解析： 图71-1窦性心律，有P波未下传，患者有左前分支和右束支传导阻滞。根据我们现有的知识，容易理解为希氏束或希氏束下的传导阻滞。病史也提示这个问题。

这个问题困难在于有P波未下传合并长RR间期后出现了每组两个QRS波（除了最后那一跳），产生的机制是什么呢？

第一个答案：第一个选择是左后分支起源逸搏后超常期传导，这个可能性有。实际上第7个QRS后的P波并没有传导下去，我们可以看出来，它的RP间期稍长一点，而在这之前的可传导的RP间期稍缩短一点，它的P波就下传了，这可能正好出现于它的超常传导期。超常传导是对浦肯野纤维细胞在复极过程中，它的激动阈及所产生一个新的动作电位传导速度的一个描述。当浦肯野纤维复极时程中，激动阈从无限高逐渐降低，在完全复极之前，激动阈最低，然后又逐渐高一点；相应的传导速度从低到高，在浦肯野纤维复极快完成时，达到最高。在完全复极之后，传导速度达到稳定，但速度稍慢一些。就把那一段激动阈较低或传导速度较快的那一期间称超常传导期。所以超常传导可以有两个不同表现形式：①传导速度比预期的要快；②在预计要发生传导阻滞的那一时间点，传导发生了。所描述的超常传导只是一个心电现象，它的机制不清。

第二个答案：左后分支起源逸搏合并韦金斯基（Wedensky）易化作用。这个可能性也是有的。韦金斯基易化作用，也就是长RR间期的QRS波不是P波下传的，是室性逸搏，这个冲动将浦肯野纤维的有效不应期缩短（不应期回剥），而出现了韦金斯基易化作用，从而引起P波的下传，而出现了右束支传导阻滞加左前分支阻滞。

第三个答案：逆向（inverted）文氏传导现象，这和传统意义上的反向（reverse）文氏传导现象不同。我们可以看到长RR间期后第一个QRS波的PR间期恒定，且QRS波形态与后一跳的QRS波形态相同。这提示长RR间期后第一个QRS波也是下传的。第一跳的PR间期显著长于第二跳的PR间期，即所谓逆向文氏传导现象。其机制是希-浦系统的4相传导阻滞。患者的病史（即主动脉瓣置换术）提示希-浦系统的损伤。但是，难以理解的是为什么紧接在第二跳后的P波不能下传，反而在更长间期后P波反而可以下传。不管怎样，逆向文氏传导的可能性不能被排除。

第四个答案：左后分支起源期前收缩后导致裂隙传导。这份动态心电图的现象不符合裂隙传导。所谓的裂隙现象有几种情况：①联律间期长的P波（长RP）不能下传；②当P波较早出现时，冲动正好落在房室结的相对不应期，它的传导比较缓慢而使希-浦纤维的兴奋性能够得到充分的恢复，从而可以传导。其本质在短RP间期时，心房激动通过房室结缓慢传导，而达到希-浦系统所需的时间反而要长于在较长RP间期时心房激动达到希-浦系统所需的时间。不管每组第一个QRS波是下传，还是逸搏或期前收缩，这份动态心电图的现象不支持裂隙传导。

心脏传导的裂隙现象是临床电生理检查中常见的一种现象，最早于1966年由Moe MK提出。他在研究犬的心脏传导特征时注意到，在心动周期的某一段周期中，心房的期外刺激不能经房室结下传到心室，引起心室激动，但在这个带之前或之后的心房期前刺激却都能经房室结下传激动心室。他将这个带称为房室结传导的裂隙带，裂隙现象的概念也从此而提出。产生裂隙现象的前提是：房室结的有效不应期一定要短于希氏束及以下传导组织的有效不应期。

（解析　严干新）

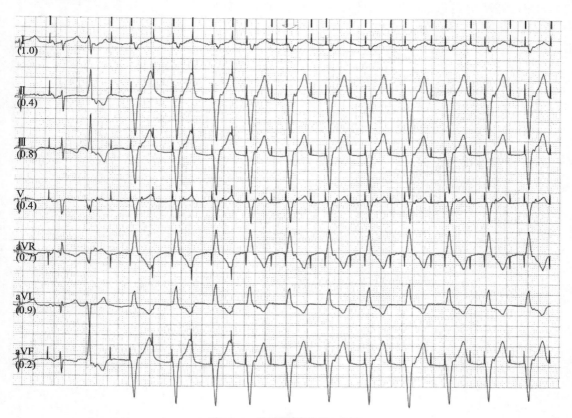

题72

84岁男性,诊断为缺血性心脏病,左室射血分数20%,植入双腔ICD。起搏模式DDD,起搏频率75次/分,起搏房室延迟设置为275ms以减少心室起搏,心室后心房不应期(PVARP)设置为300ms。6个月后,患者出现心悸伴气短。胸部X线片提示心影增大,轻度肺水肿,住院期间动态心电图显示阵发性且频繁的右室起搏(图72-1)。

图72-1　住院期间动态心电图

下面哪个处理方法或论述是正确的?

A.将PAVRP从300ms延长至350ms

B.将心室后心房空白期设置为160ms

C.将房室延迟从275ms延长至350ms以增加房室传导

D.将下限频率降低至60次/分

正确答案：D

解析：降低心率至每分钟60次。从图72-1可以诊断为"非折返性重复室房同步"（RNRVAS）。这种情况是PMT的孪生兄弟。发生的条件是：①双腔起搏器；②DDD或DDI模式；③患者有室房逆向传导。在PMT的情况下，当室性期前收缩产生室旁逆传，这时逆传的P会落在PVARP后，被感知而触发室性起搏。而RNRVAS则是逆传的P落在PVARP内，而不被感知。由于P不被感知，则房性起搏发生，但此时正处在房性的有效不应期内，则不能产生心房激动。就这样，重复发生，可引起心悸及心力衰竭。RNRVAS的一般在下面两种情况下容易发生：较高下限心率及较长的AV延迟。RNRVAS可由室性期前收缩诱发，也可由室性期前收缩终止。还有，若逆传P波发生下传（echo），也可终止RNRVAS。所以，当下限心率降低时，房性刺激就会脱离逆传P的有效不应期，而产生一个自身下传的QRS波，终止RNRVAS，缩短AV延迟也可以。然而，缩短AV延迟也可能会出现右室起搏，这就是个矛盾。

（解析　严干新）

题 73

63岁男性,因双腔心脏转复除颤器(ICD)多次放电就诊。腔内记录典型发作图(图73-1)如下。

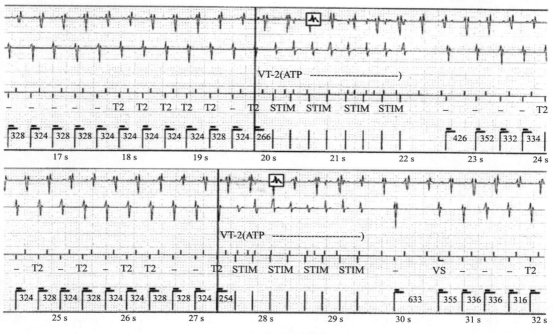

图73-1 ICD腔内程控图

最有可能是哪一项心律失常?

A.房室结折返性心动过速(AVNRT)

B.房室折返性心动过速(AVRT)

C.房性心动过速(AT)和室性心动过速(VT)

D.室性心动过速(VT)

E.房性心动过速(AT)

正确答案: E

解析: 从ICD腔内图(图73-1)来看,ICD认为是室性心动过速,开始抗心动过速起搏(anti-tachycardia pacing, ATP)治疗。共2次。从图73-1上看,这是1:1的房室或者室房关系(从上至下,第一通道为房性信号,第二通道为室性信号)。

ATP治疗过程中及之后,发生了房室分离。首先这就排除了AVRT。另外心动过速时的VA关系(>120ms),加上第二次ATP有非1:1室房传导,ATP终止后心动过速恢复的方式即不支持典型AVNRT,也不支持非典型AVNRT,同时也不支持双重心律失常(既两种心律失常AT和VT同时存在)。

所以证据支持房性心动过速。

(解析　严干新)

题74

38岁女性，心悸就诊，心电图如下（图74-1）。

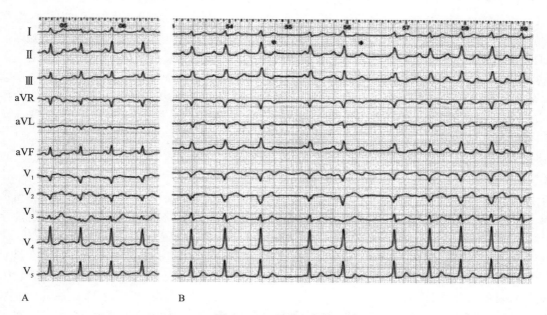

图74-1　12导联心电图

电生理检查未诱发心律失常。哪一项诊断与患者临床所见最相符？

A.Ebstein畸形

B.肌强直性营养不良

C.心律失常性心肌病

D.糖原贮积型心肌病

E.结节性心脏病

正确答案：D

解析：首先确定该患者心电图的诊断。图74-1有以下几个特征：①有预激波，为部分预激。QRS波形态是通过正常传导系统下传的激动与旁道下传的激动融合而成。②预激波在Ⅰ、Ⅱ、Ⅲ和aVF导联正向，并且在V_3导联移行（transition），提示旁道在心室的插入点为前或中室间隔。③二度Ⅰ型房室传导阻滞，即阻滞在房室结。④尽管由于房室文氏传导阻滞而伴随的PR间期改变，QRS波形态基本保持不变。此外，电生理检查并不能诱导室上性心动过速。这些特征可以排除常见的房室旁道及Mahaim房束旁道，因为房室结的文氏传导速度不可能与这两类型旁道的传导速度在每个心跳都达到完美的匹配从而使QRS形态保持不变（即预激程度不变）。而这些特征恰恰提示这位患者的旁道是束室旁道（fasciculoventricular pathway）（图74-2）。电生理检查中的以下几个特点可证实存在束室旁道：①HV间期<35ms；②当刺激心房的周期逐渐缩短时，AH间期会逐渐延长，但是HV间期保持恒定；③当传导阻断在房室结时，电冲动不能传至心室；④束室旁道本身不会导致折返性室上性心动过速。这些特点与本题的心电图特征很相符。本题这名患者的电生理检查提示HV间期为10ms。束室旁道有报道与*PRKAG2*基因突变的糖原贮积型心肌病（*PRKAG2* mutation, Arg302gln）关联密切，但与这个题的其他选项关联极小。选择A，即Ebstein畸形。Ebstein畸形会伴有房室旁道及Mahaim房束旁道，但伴有束室旁道极为罕见。在此，借用沈灯的解答，Ebstein畸形"几乎都有'完右'或'不完右'"。而我们看见的是B型预激（QRS形态类'不完左'），那么只有'预激'掩盖'完右'才行。如Mahaim氏的'房束'传导，开口于右束支远端，则'类左'代替'完右'，且'马氏'可类房室结的递减传导，则PR改变（逐渐延长，即每次房室传导时间改变），QRS形态不变也能解释，但前提是'全预激'（房室结正道传导极慢或完全中断），而由于QRS≤110ms，其只能是'不全预激'（旁道和正道各占一部分的'融合波'），如此，要实际PR改变而QRS形态不变（预激程度不变），只能是正道和旁道同时发生程度完全相同的文氏型房室阻滞才行，显然也不可能"。*PRKAG2*基因突变引起的糖原贮积型心肌病的特点包括：左室肥厚、房室阻滞、束室旁道。有同道会问，这位患者并没有左室肥厚的心电图改变。值得注意的是，*PRKAG2*基因突变也只有一部分的患者有明显的左室肥厚。文末参考文献中的10例*PRKAG2*基因突变的患者中，只有3例有明显的左室肥厚。

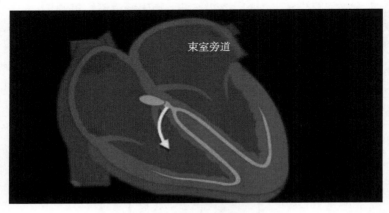

图74-2　束室旁道示意图

（解析　严干新　沈　灯）

参 考 文 献

Sternick EB，Oliva A，Gerken LM，et al. Clinical，electrocardiographic，and electrophysiologic characteristics of patients with a fasciculoventricular pathway：the role of PRKAG2 mutation. Heart Rhythm 2011 January，8（1）：58-64.

33岁男性患者ICU住院治疗,请求紧急会诊。因为该患者在过去的6h内反复出现宽QRS波心动过速(图75-1A)。该患者体型肥胖,既往有高血压和酗酒史,3周前因急性胰腺炎住院。住院期间并发了呼吸窘迫,接受了中心静脉导管(PICC)植入及气管造口术(图75-1B)。ICU的住院医师已经给予了静脉胺碘酮,但是仍然反复有宽QRS波心动过速,尤其当患者左侧卧位时。床旁心脏超声显示LVEF 70%,未见室壁运动异常。

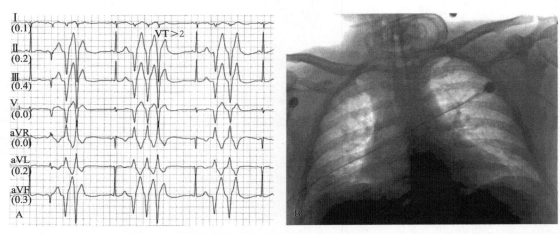

图75-1 A.患者心电图显示反复出现非持续性宽QRS波心动过速;B.中心静脉导管植入及气管造口术后的胸部X线片

下列哪项处理或说明是正确的:

A.进行胸部CT扫描排查肿瘤

B.干扰所致,无须做任何处理

C.利多卡因100 mg 静脉注射,继以1mg/min持续静脉滴注

D.行心导管冠状动脉检查

E.静脉给予镁剂2g

F.以上处理均不正确

正确答案: F

解析: 首先,图75-1A显示的非持续性宽QRS波心动过速是室性心动过速(VT),其支持证据包括:①窦律与室性的融合波(第2跳);②窦律窄QRS波之间的间期(第1与第5跳,第5与第9跳及第9与第12跳)因这些非持续性宽QRS波心动过速而互不相等,故宽QRS波心动过速非干扰所致(但不能完全排除房性期前收缩伴差传);③宽QRS波的形态也支持VT。所以,选项B可先被排除。

现在的问题是为什么这位33岁的年轻男性患者会在短时间内反复出现VT? 他的病史和心脏超声(LVEF 70%及未见室壁运动异常)提示他发生反复VT的可能性不大。考虑到反复出现宽QRS波心动过速与患者的体位有关,应怀疑体位性VT。体位性VT通常与心室受到机械刺激有关,如左心室辅助装置(left ventricular assist device, LVAD)、胸腔内肿瘤(如食管肿瘤)、心脏内的导管(如PICC)等。则选项A是正确的。该体位性VT,静脉给予镁剂或抗心律失常药利多卡因或胺碘酮是无效的。

因该患者接受了中心静脉导管(PICC)的植入,第一步要看胸部X线片以确定PICC的位置(图75-2)。从图75-2可以看出,PICC的位置至少已经到达右房的下部(白色箭头)也可能在右室内。当患者左侧卧位时,PICC可进入右室,刺激右室下壁而产生反复VT。VT呈左束支阻滞(LBBB)形态及QRS波在下肢导联为负性,支持这个判断。本例的处理是拔除PICC。若需继续保留PICC,需要外抽PICC使PICC远端处于上腔静脉远段或右房与上腔静脉交界处(胸部X线检查或透视确认最简单)。该患者在拔除PICC后,反复VT消失。

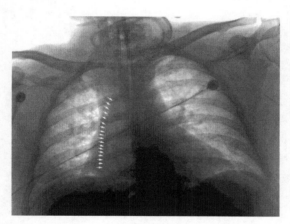

图75-2　白色箭头标记了中心静脉导管(PICC)在心脏内的走向

（解析　王　帅　周瑞海　严干新）

题 76

49岁女性，因喉部及胸部胀满感、头晕及气短至急诊科就诊。于急诊科描记心电图见图76-1。

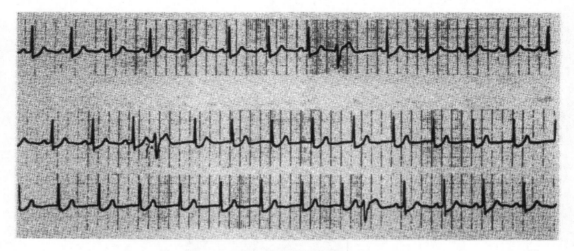

图76-1　急诊心电图

关于患者的症状与心电图的关系下列哪项描述是正确的？

A.患者症状与室性期前收缩相关

B.患者症状与交界性心律相关

C.患者症状与房室结（参与的）心动过速相关

D.射频消融可以消除患者症状

正确答案: D

解析: 消融可以治愈该患者的症状。可以从题目关于患者的症状及心电图看出是"大炮a波"(cannon A wave)现象引起的。这种现象是由于心房和心室同时收缩，也就是心房收缩时房室瓣膜还处在关闭状态下引起，在颈静脉处看到大的房性收缩波。这种现象临床可见于完全性房室阻滞、单腔起搏器、双径路时慢径传导、交界性心律，还有很长PR间期的一度房室传导阻滞。这个患者有双径路，心电图上并不是很容易看到，因为P波埋藏在T波上，这也是本题的难点。但是，那段类似"交界性心律"由室性期前收缩诱发，也还是由室性期前收缩终止，且RR间期与前面窦律的PP间期相等，提示这段类似"交界性心律"依然是窦性心律。只不过窦性P波埋藏在某个地方，我们仔细观察可见第二个室性期前收缩后的T波顶点是窦性P波，而不是逆性P波。这个室性期前收缩阻断了快径路，使之后的窦性激动经慢径路下传心室。当慢径路下传时会隐匿性传导而侵入快径路，使快径路阻滞，也就是说在没有其他干扰的情况下窦性激动一直从慢径路下传心室。所以，B、C都不对。在没有外界干扰的时候窦性激动持续性经慢径路下传，当第三个室性期前收缩出现时阻断了慢径路，也同时消除了慢径路对快径路隐匿性传导导致的阻滞，这个时候快径路的传导就恢复了，窦性激动经快径路下传(图76-2，图76-3)。

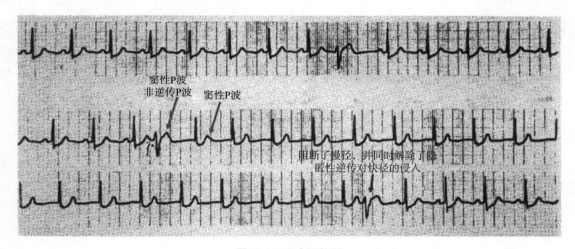

图76-2　心电图解析

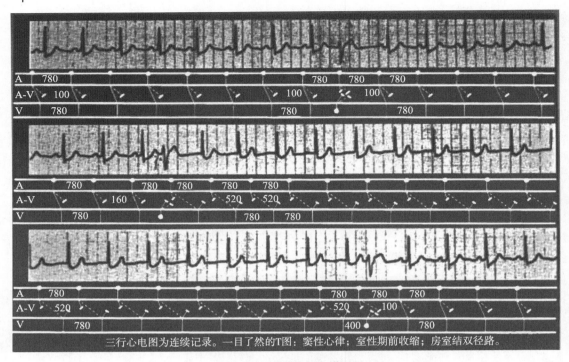

图76-3　心电图解析和梯形图

（解析　沈　灯）

题 77

下面的心电图（图77-1）最可能的解释是：

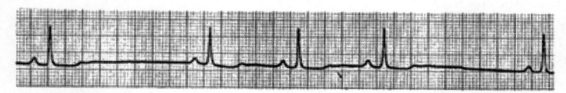

图77-1　心电图

A.一度窦房传导阻滞

B.二度Ⅰ型窦房传导阻滞

C.二度Ⅱ型窦房传导阻滞

D.迷走神经张力增加

正确答案: B

解析: 心电图经测量, PP间期明显不等, 同时PR间期固定, 故PP=RR间期。而PP间期不等且同导联P波形态一致呈窦性起源, 大致可出现于以下原因。

1. 窦性心律不齐。而其又分为:①呼吸性窦性心律不齐。随呼吸动作表现为渐短又渐长的"波浪形"改变。② 非呼吸性窦性心律不齐。与呼吸动作无关, 无规律性改变。③心室相性窦性心律不齐。往往在高度或三度房室传导阻滞时, 当中夹有QRS波的PP间期较当中没有QRS波的PP间期为短。④期前收缩后出现的窦性心律不齐。窦律时基本规则, 期前收缩代偿后的1个或几个间期表现为先慢后快或先快后慢恢复至原有节律。

2. 间歇性窦性停搏。一般认为长PP间期应该至少>正常 (短) PP间期2倍和 (或) 至少>2s, 且和正常PP间期不呈倍数关系。

3. 房性期前收缩未下传, 此要在长PP间期中间发现P'波或P'波隐藏于T中所致的T波形态改变。

4. 二度窦房传导阻滞。其又可细分为:①二度Ⅰ型窦房传导阻滞。典型的特征性表现为PP间期"逐渐缩短后突然延至最长, 如此周而复始"以及"1个阻滞周期中, 最长的短于最短的2倍"。②二度Ⅱ型窦房传导阻滞。间歇性出现长PP间期, 正好是正常 (短) PP间期倍数, 且其占总比<50%。③二度窦房传导阻滞呈2:1传导, 表现为极度窦性心动过缓, 但注意往往和近乎同时的前后PP周期长1倍左右。④高度或近乎完全性。表现为间歇性出现长PP间期且为正常 (最短) PP间期的整数倍, 占比≥2/3为前者; 偶见正常 (最短) PP间期为后者。

具体回到此例, 显示窦性心律, 4个PP间期明显不等从始至终分别是1822~1051~1011~1822ms, 具有 "渐短突长, 周而复始"以及在同一周期中"最长PP间期1822ms短于最短PP间期1011的2倍2022ms"的特点 (图77-2)。从上"对号入座", 符合"二度Ⅰ型窦房传导阻滞"。最后需要指出的是, 因为窦房传导阻滞不同于房室传导阻滞, 其SS-SA-PP间期只能靠"可见"的PP间期的特征性变化来推测前两者。因此, 当伴SS间期不规则 (窦不齐) 或窦房传导阻滞不典型时, 两者较难鉴别 (图77-2)。

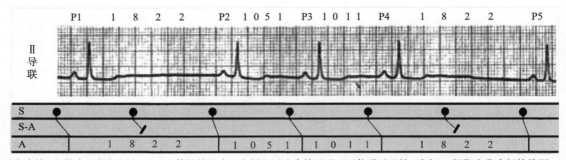

窦房结S电激动和窦房交界区S-A电传导情况在心电图上无法直接显现, 只能通过显性P波和P-P间期变化来间接推测

图77-2 二度Ⅰ型窦房传导阻滞

结合比例, 二度Ⅰ型窦房传导阻滞的测量和推算见图77-3。

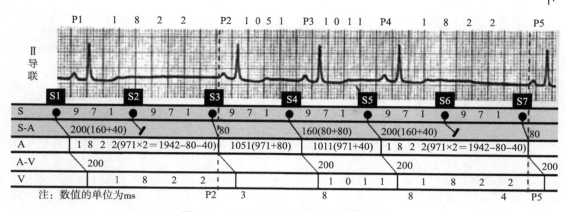

图77-3　二度Ⅰ型窦房阻滞的测量和推算

二度Ⅰ型窦房传导阻滞的测量和计算（因S和S-A无法直接显示，故只能通过"显性PP间期"变化层层推算）。

①测量得知，图77-3显示窦性心律，PP间期从前至后1822～1051～1011～1822ms，具"渐短突长，周而复始"且"最长1822＜最短1011×2＝2022"的特点。符合二度Ⅰ型窦房传导阻滞（SAB）。

②首先测量一个阻滞（文氏）周期（P_2-P_5或P_1-P_4间期）3884，与同周期中最短间期（P_3-P_4）1011（最接近原始S-S间期），以前者除以后者，3884÷1011＝3.84≈4，算出如没有阻滞，在此阻滞周期中应有4个PP（＝S-S，故其也是4个）间期，并根据此阻滞周期中实际PP间期数3个（P_2P_3、P_3P_4和P_4P_5），前者减去后者，4－3＝1，算出此阻滞周期中P波脱漏数为1个；同时，以阻滞周期3884÷4＝971，即算出S－S＝971（理论上彼此相等）。将S_3定位于P_2前80的S行中（现窦房结电图测出正常窦房传导约60＋），再定位S_1-S_7，从而可测出各自的S-A间期以及彼此增量。具体如图77-4所示。

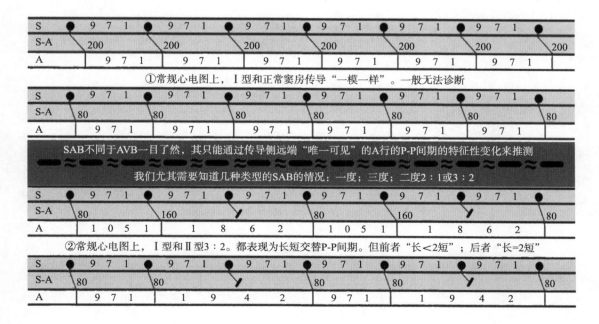

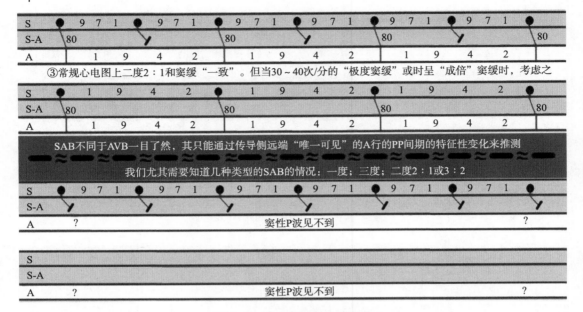

③常规心电图上二度2∶1和窦缓"一致"。但当30～40次/分的"极度窦缓"或时呈"成倍"窦缓时，考虑之

图77-4　心电图解析和梯形图

（解析　沈　灯）

题 78

83岁男性，因晕厥入院。入院动态心电图及起搏器安装后的动态心电图（图78-1，图78-2）如下。

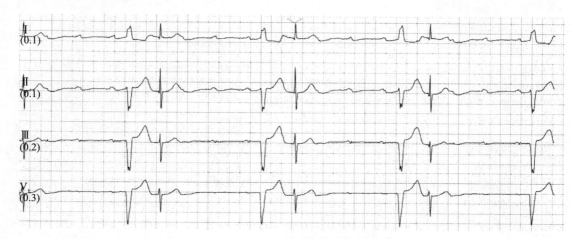

图78-1 患者入院后动态心电图

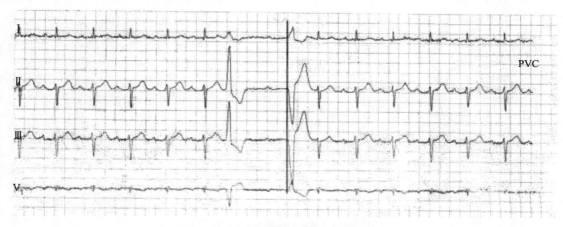

PVC

图78-2 患者起搏器安装后动态心电图

诊断：阵发性房室传导阻滞

解析： 结合图78-1和图78-2，可诊断阵发性房室传导阻滞。阵发性房室传导阻滞是一种相对比较特殊的房室传导阻滞类型，其往往是在正常范围心率和房室传导状态下，因一个长PP间期出现（如窦性心律不齐；期前收缩的代偿后等原因）致突然的连续几个甚至几十个P波不下传（房室传导阻滞），然后又恢复正常房室传导。正常房室传导的恢复通常由室性逸搏或室性期前收缩来引导。如图78-2所示，室性期前收缩后的代偿间期，使得其后的窦性P波不能下传（心室脱漏），这是房室的"阻滞"而非"干扰"。这种因频率减慢而发生的阻滞称"4位相阻滞"。4位相阻滞是由于阻滞区发生4相自动除极，导致静息电位负值减小，部分Na^+通道失活，而导致激动传来时不能产生足够多Na^+通道开放，而导致阻滞发生，其阻滞部位往往在希-浦系统。而其后的心室起搏（起搏本身功能状态在此并非重点）类同于室性逸搏，因而产生"韦金斯基现象"致房室恢复正常传导。若逸搏不出现，可导致心脏骤停。

韦金斯基现象包括韦金斯基易化作用和韦金斯基效应2种，前者是指在房室传导阻滞状态下，因1个触发性激动［易化作用的触发激动几乎都是阻滞部位以下的对侧异位激动——室性期前收缩和（或）室性逸搏］而使其后的窦性P波或房性P波得以下传心室（即产生第1个窦性或房性夺获）；而后者是指再后的P波，又以第1个或前1个窦性或房性夺获之同侧室上性QRS波作为触发性激动而产生1个或连续下传，甚至完全恢复1∶1房室传导。目前"韦金斯基现象"的作用机制大致有"超常期传导"（下传P波位于触发激动T波的终末部或略前后）；"重合作用"（下传P波的前1个未下传P波和室性期前收缩或室性逸搏的QRS波重叠或略前后）；"有效不应期的回剥现象或称peeling现象"（交界性逸搏或室性逸搏呈长RR间期时不能下传，如出现室性期前收缩而呈短RR间期，当下传P波位于此短RR后一定区域内而能下传）和"4位相阻滞"（在一个触发激动室性逸搏后一定区域内）4种。

结合图78-1和图78-2，这个病例阵发性房室阻滞的机制是"4位相阻滞"。首先，重合作用及有效不应期的回剥现象可以排除。图78-1可见，每个室性逸搏后，只出现一次窦性夺获。用有效不应期的回剥不能解释，因为窦性夺获的有效不应期回剥应比室性逸搏的有效不应期回剥更多，因为有效不应期的长短一般与前面的RR间期相关，前面的RR间期越长，后面的有效不应期越长；反之亦然。图78-1中，为什么每个室性逸搏后只出现一次窦性夺获？可能在3位相阻滞与4位相阻滞之间只有一个较短的时间段，所以只有电冲动落在这个较短的时间段内，才能传导。超常期传导通常用于解释下传P波落在触发激动T波的终末部或略前后，而导致的超常传导。这种情况一般见于单个电冲动的传导改善。显然，这不能解释图78-2心室起搏后恢复的房室正常传导。

（解析　严干新）

题 79

　　83岁女性，有心悸病史。因主动脉瓣严重狭窄由外院转入后行经皮主动脉瓣置换术（TAVR）。TAVR前12导联心电图除了显示左室肥厚外，其他正常。TAVR后12导联心电图显示LBBB。患者术后3d内不时有下面动态心电图（图79-1）（由5导联重建）现象出现。但患者无症状。一名心脏科医师告诉患者需要植入永久性起搏器。你的看法是什么？产生下面动态心电图最大的可能性是什么？

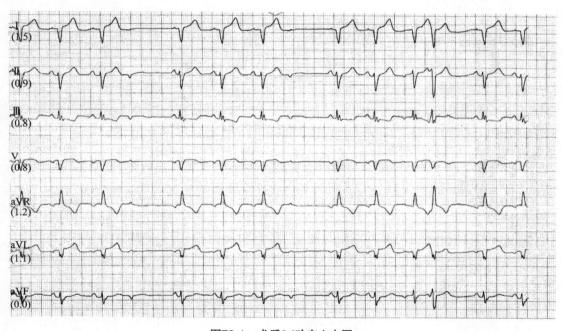

图79-1　术后3d动态心电图

解析：关键是倒数第三跳不是室性期前收缩（几乎所有的室上性QRS特征都被重复）；双径路一拖二。

下肢导联总共有3个负性P波均为逆传的P波。第1、2个负性P波，RP相等且形态相同。双径路一拖"二"，但慢径下传而阻滞在AV结共径或AV结之下，但通过快径逆传至心房。换句话说，在前两个逆传P波相关的一拖"二"，"二"并没有下传至心室，但在AV结水平逆传到心房，产生逆传P波。第3个负性P波的RP间期稍长，且P波形态稍有不同，可能是通过另一中等速度的路径逆传至心房。

第1、2个负向P波下传阻滞在AV结，或不能完全排除AV结下的阻滞。

参考梯形图及支持心电图见图79-2，图79-3。

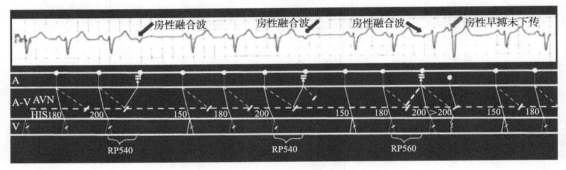

图79-2　梯形图

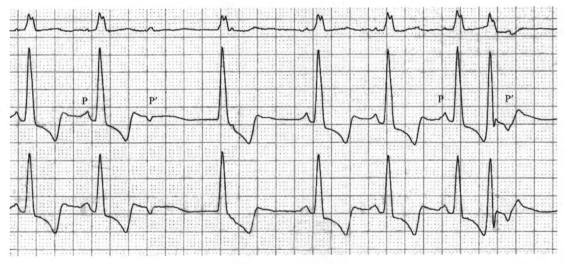

图79-3　动态心电图

　　电生理检查证实了双径路一拖二及逆传P波, 以及逆传P波下传阻滞在房室结（图79-4, 图79-5）。

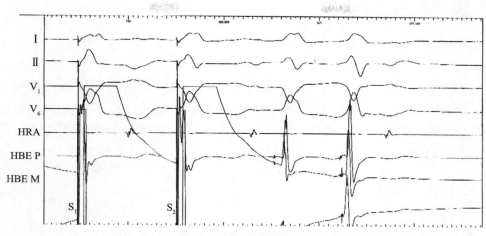

图79-4　电生理检查证实了双径路一拖二及逆传P波

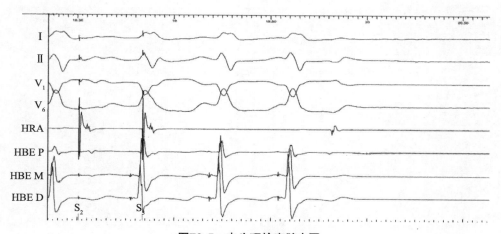

图79-5　电生理检查腔内图

（解析　严干新　沈　灯）

题80

70岁女性，因心房颤动入院行直流电复律，12导联心电图（图80-1）如下。心脏科医师在做完直流电复律后，发现患者转为窦性心律的12导联心电图QTc特别短，只有300ms左右（图80-2）。确信这名患者有短QT间期综合征，且认为短QT间期与该患者心房颤动的发生有密切关联。你的看法是什么？

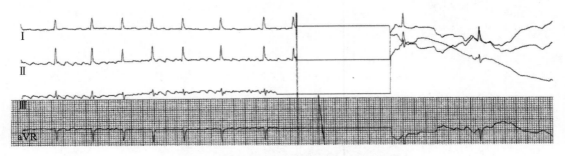

图80-1 电转复前和电转复后即刻12导联心电图

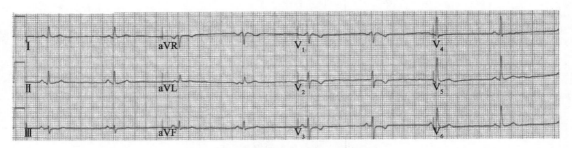

图80-2 直流电复律后12导联心电图

正确答案: 不是短QT间期综合征; QTc短是由于心室肌复极的改变远滞后于频率的改变, 所以QTc短只是暂时的。

解析: 根据现病史, 不能确定诊断有短QT间期综合征, 心房颤动直流电复律后的短QT间期可能是一个假象; 心房颤动时, 这位患者的心室率在每分钟100次左右。我们知道, 心室的复极时间是频率依赖性的, 在一定心室率范围内, 心室率越快, 复极时间越短。所以, 在比较同一个体在不同时间, 或不同个体之间的心室内在复极程度时, 要考虑心室率对心室复极时间的影响。这就有了对心室复极时间与心室率关系进行描述的方程。最常用的是Bazzett方程。对于这位患者, 心房颤动直流电复律后的12导联心电图应是在短时间(1 min)内做的。这就出现一个问题, 直流电复律后该患者的心室率从每分钟100次左右在极短时间内降到50次。此时, 心室复极时间还基本是固定(frozen), 在心室率为每分钟100次时的心室复极时间。这是因为心室复极需要一定时间来适应快速且大的频率改变。这个时间通常在3~10min, 取决于频率相差的大小。但是心电图机可不知道, 所以根据心室率为50次/分算出的QTc就只有仅仅304ms(图80-2)。若在心房颤动直流电复律后等上几分钟后再做心电图, QTc 就不会这么短了。同一患者, 直流电复律2 min后的心电图显示QTc延长到377ms。同理, 当患者突然从窦性心动过缓到室上性心动过速时, 马上做心电图, QTc可能大大高估。

核心: 心室率的突变; 并不仅限于心房颤动; 人欺骗了心电图机。

(解析　严干新)

题 81

88岁女性,病史:非缺血性心肌病,左室射血分数(LVEF):25%～30%,阵发性心房颤动,左束支阻滞(LBBB),8年前行心脏再同步化除颤器(CRT-D)。因急性心力衰竭及头晕入院。院外口服胺碘酮 200 mg,每天1次;呋塞米 20 mg,每天1次;卡维地洛 12.5 mg,每天2次。入院后动态心电图显示有非持续性尖端扭转室速(TdP);血钾:3.1mmol/L;12导联心电图(图81-1)如下。为什么在12导联心电图上,心跳之间QT间期在同一导联上的最大差异在150 ms以上? 机制是什么?

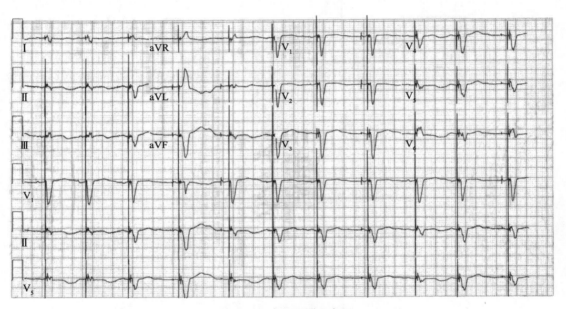

图81-1　患者12导联心电图

正确答案： QT间期的巨大差别是由于存在显著的复极离散。

解析： 除极部位的改变（这个病例是由于间歇性左室起搏），可能引起QT间期显著延长；这是由于长QT间期情况下心室存在显著的复极离散。只有在心室复极一致的情况下，除极部位的改变（假设不影响QRS间期），QT间期才会保持不变。如动物实验所示（图81-2），即使心内膜和心外膜动作电位时程在改变刺激部位前后保持基本不变，但由于心内膜与心外膜动作电位时程之间存在差异，刺激部位的改变引起QT间期的改变。当心室复极离散增大时，比如长QT间期综合征，激动部位的改变所引起的QT间期改变就会更加显著。

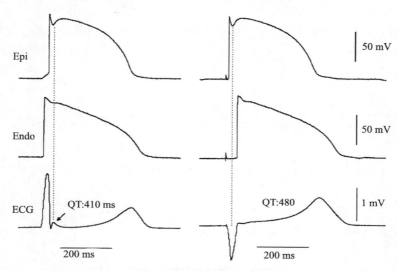

图81-2 心外膜和心内膜刺激部位的改变对QT间期的影响

Epi. 心外膜；Endo. 心内膜；ECG. 心电图

复极离散的理论也不能完全解释除极方向的改变，为什么在这位患者产生如此大的QT间期改变。另一种情况是在长QT间期及心室存在显著复极离散的情况下，除极方向所引起的复极离散的增大可以促进EAD的传播，EAD出现进一步延长QT间期。

（解析 严干新）

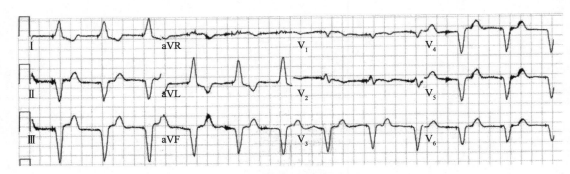

题 82

83岁女性，病史：埃布斯坦畸形（Ebstein anomaly），15 年前行三尖瓣修补术，房性心律失常，长期服用胺碘酮，致窦房结功能低下，随后植入双腔起搏器（DDDR模式）。近半年呼吸困难加重，心脏超声显示三尖瓣严重反流，2个月前再次行三尖瓣修补术。但术后症状不减轻，发现心房电极脱落。2周前，重新放置心房电极，症状好转。今日，患者以呼吸困难加重就诊急诊室，12导联心电图如下（图82-1）。

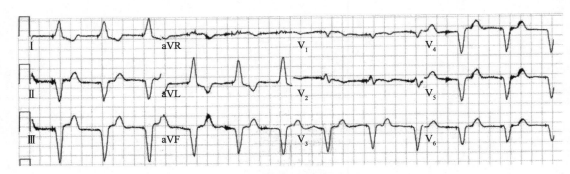

图82-1　急诊12导联心电图

2h后在病房植入的起搏器程控图如下（图82-2）。

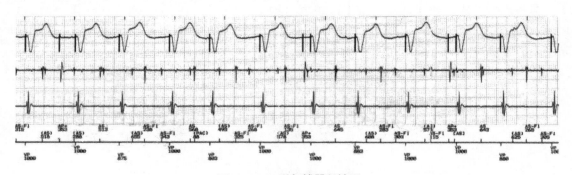

图82-2　2h后起搏器程控图

患者为什么突然呼吸困难加重？机制是什么？

正确答案:

图82-1: 心室起搏, 伴逆传P波; 图82-2: 右房房性心动过速/心房扑动(小的房波)或左房心房扑动或房性心动过速; 心室起搏逆传至心房激动(大的房波); 窦性心房激动(第2个房波; 也可能是一个逆传房波); 心房起搏。

解析:

(1)右房双心律(dual rhythms): 由于埃布斯坦畸形及2次的三尖瓣修补术, 使右房存在相互电分离的两个区域。其中一个小的区域存在房性心动过速, 且这个房速电隔离于窦房结及房室结。既存在一个电隔离的幅度较小心房信号。另外一个大的区域则与窦房结及房室结电相连, 心房信号较大。

(2)起搏器的模式: DDD(R); 心房电极位于那个与窦房结及房室结电相连的区域, 但能记录到小的区域的远场房性心动过速电信号。因此, 起搏器启动心房扑动(AFR)或房性心动过速(ATR)反应。

(3)存在起搏器介导心动过速(PMT)($R_4 \sim R_5$, $R_7 \sim R_8$ 及 $R_{10} \sim R_{11}$)。

(4)起搏器启动心房扑动(AFR)或房性心动过速(ATR)反应后, 引起房室失同步。这是患者突然呼吸困难加重的原因。最简单的解决方法是降低心房电极的敏感性, 从而不能感知幅度较小的电隔离心房信号。

(解析 严干新)

54岁女性，规律游泳，到其初级保健医师那里例行体检。患者既往无心脏病史、无不适主诉，唯一的用药是治疗偏头痛的β受体阻滞剂。由于脉搏不规律，故做了一份12导联心电图（图83-1）如下。

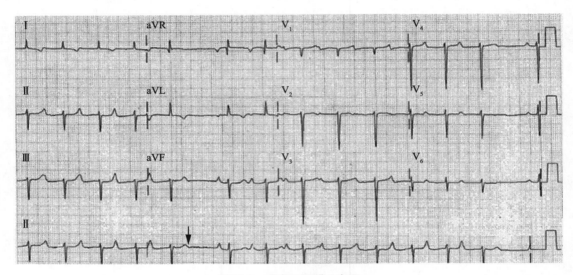

图83-1　患者12导联心电图

心电图提示：

A.交界性心律

B.窦性心律伴房性期前收缩

C.窦性心律，莫氏Ⅱ型

D.窦性心律、文氏型、窦房结传出阻滞

E.心房颤动

正确答案: D

解析: 诊断是"窦性心律, 二度房室传导阻滞或文氏型阻滞, 窦房结传出阻滞"。该图除外有2处长RR间期或停搏外, 节律规整, 频率90次/分。QRS波时限(0.08s)和形态均正常。电轴极度左偏−90°～−30°(QRS波群在Ⅰ导联为正向, Ⅱ导联和aVF导联为负向)。因为Ⅱ和aVF的QRS波群呈rS型, 所以电轴左偏是由于左前分支阻滞导致。V_1～V_5的R波递增不良, 常见于左前分支阻滞, 表示为水平面电轴顺时针转位。这是从膈下角度观察心脏。顺时针旋转, 左室向量出现晚而且更向后。虽然大部分QRS波前P波不明显, 但每次停搏后可显现。在紧接着的连续3个QRS波前, 可以看到P波(+), 然后P波叠加在T波上时则不易显现。PP间期规律90次/分, 伴有PR逐渐延长。因此存在莫氏Ⅰ型或文氏阻滞。然而停搏并不是正常P波未下传的结果, 箭头(↓)处未见P波。因此, 此处停搏并非文氏周期结束所致。因为P波不存在, 所以是窦性停搏。由于停搏的前后PP间期是基础窦性间期的2倍, 故而是窦房结传出阻滞。这种情况下, 窦房结有冲动, 但冲动并未传出窦房结区到达心房, 因而没有P波。

沈灯老师解析: 这个图因为在答案公布前后都讨论热烈, 所以受委托, 结合梯形图, 做一个解析。

分析思路: 从长Ⅱ导联看, 起始R_1～R_4似为交界性心律, 但其后长R_4～R_5后, 根据显性P波形态和T波形态, 我们可确定多数窦P重叠于T波上且大部分窦性P-P规则, 长窦性P_4～P_5和P_{12}～P_{13}间期正好是窦性PP间期2倍。我们发现, 长R_4～R_5后, 从P_5～P_8, 其房室传导符合典型文氏型传导规律(即逐次PR延长且增量减少, RR相应缩短), 但P_9～R_9增量突然反常增多且P_9～P_{12}的PR间期都固定, PP＝RR。考虑房室结双径路, 快径文氏传导, 阻滞后改由慢径传导并隐匿蝉联快径。同时, 前后对比, 确定P_1～P_4也是慢径传导。反之, 长P_4～P_5及P_{12}～P_{13}＝2倍短窦性PP, 应考虑二度莫氏Ⅱ型窦房传导阻滞(S-A处病理性或功能性阻滞), 但仔细观察可发现, 其中的QRS终末部都有1个异位房波而其他地方没有, 这就提示长PP间期是"代偿间歇", 但一般异位房波导致的"代偿间歇"会因为其激动容易逆传入窦房结致节律重整而不全, 此例"代偿完全", 说明窦房结激动规律没有被破坏, 只是和逆传激动在窦–房(S-A)交界区发生干扰(生理性阻滞)而出现"传出阻滞"。最后, 再说说这个"异位房波", 由于房波都出现在QRS波终末部且长P-R后, R-P'<90ms。虽PⅡ显示"直立", 但因P和QRS波的部分重叠, 实际P波形态很可能为"负正双相"(现在该形态被认为可以是逆P), 我们首先应考虑其为心房反复搏动(心房回波), 但无论是"直立P"还是"负正双相P", 我们也不能排除另一种可能性, 即房性期前收缩。

心电图诊断: 见梯形图(图83-2)。

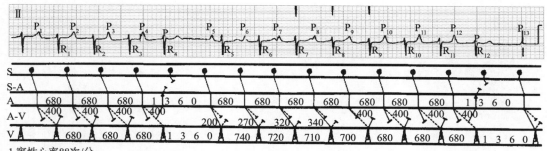

1.窦性心率88次/分
2.房性反复搏动。不排除房性期前收缩可能(可见其后窦性激动呈干扰性传出阻滞)
3.房室结双径路。其中快径二度Ⅰ型(文氏型)传导阻滞, 可见呈5:4房室传导。快径阻滞后至房性反复性期前收缩
4.左前分支传导阻滞
5.T波变化

图83-2 梯形图和心电图

选项A和E首先排除；因"异位房波"有2种可能，B不适合选；因长窦P-P中有P′，故不是窦房二度Ⅱ型，不是C；只有D选项，都符合心电图诊断。

（解析　沈　灯）

题84

出生35⁺周的男婴，经产前及产后核实诊断为完全房室传导阻滞，他的母亲是一位干燥综合征患者，抗SSA/Ro抗体阳性。该患儿出生3d后植入双腔起搏器，心房和心室都是双极导线。5月龄时门诊起搏器随访获取了心律记录如图84-1。

其他参数如下。

心房电极：脉宽0.5ms，心房阈值0.5mV，心房感知1.4 mV。

心室电极：脉宽0.5ms，心室阈值0.5mV，心室感知4 mV。

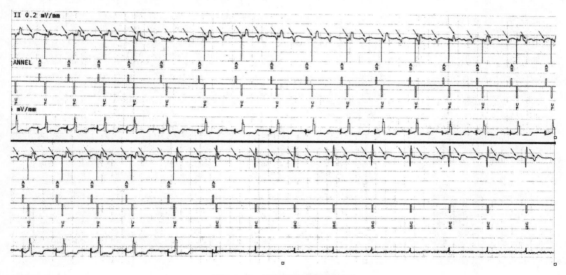

图84-1 起搏器程控腔内图

下一步处理方案是：

A.调整心房感知灵敏度

B.提高下限频率

C.安慰、消除恐惧

D.程控并打开"空白期房扑搜索（BFS）"

正确答案：B

解析：仔细分析一下这份程控调图：第一行Ⅱ导联，第二行起搏脉冲标记通道，第三行心房腔内图。但条图中似乎存在矛盾的地方：标记通道AS事件和心房腔内图的心房信号（较窄竖线）——对应，但再看Ⅱ导联，似乎又不存在恰当的对应关系（箭头）。题中给出的起搏、感知参数也均在正常范围内。奇怪的是，心房腔内图中对明显的自身P波完全没有记录到。那么是否是即对心房无感知的同时又存在较为稳定又频率适中的心房过感知？在参数正常的情况下此可能性不大。患者心房电极植入在左房；患儿母亲是一位干燥综合征患者，抗SSA/Ro抗体阳性，因此，母体IgG抗体可经胎盘损伤胎儿心脏，出现包括传导系统在内的心脏结构功能异常。因此推测可能性如下：心房电极感知良好（标记通道和腔内图一一对应），不存在过感知也不存在未感知，而是患者存在完全性房间传导阻滞（Bachmann束损伤）。

1.由于完全性房间传导阻滞，左房电极不能感知到右房起源的自身心房波（箭头），仅能感知到左房的自主节律（AS事件）而呈VAT方式起搏。

2.左房节律并不稳定，频率逐渐变慢并消失，同时自身较快的室性自主节律出现抑制AP和VP的发放。在起搏参数基本正常又有明确相关病史的情况下，我们应优先考虑后一种情况。

那么下一步该怎么做呢？ 首先应明确，左房自主节律的消失（不稳定）导致什么？是房室失同步。即左房静止（房间传导阻滞）的同时自身较快室率持续重整VA间期，起搏器功能性失效（AP和VP均被抑制），房室失同步。这种失同步，尤其是左房静止时的房室失同步，由于心房辅助泵功能的丧失对心脏输出的影响是不言而喻的。这种房间传导阻滞也可能增加房性心律失常和（或）心房颤动风险及相关栓塞风险。

那么如何恢复房室同步和预防失同步的再次发生呢？前面已经提到，由于自身心室率过快导致VA间期持续重整导致了房室失同步（AP和VP均被抑制），换言之，也就是低限频率太慢导致的，那么简单的处理方法就是提高低限频率（使得VA间期，VV间期缩短）；当低限频率的VV间期短于自身VV间期时，自然就能恢复房室同步了。D选项的BFS功能，是为了房性心动过速和（或）心房扑动发生时由于部分心房信号落入心室后的心房不应期（PVAB）而未被计数而不能立即进行自动模式转换（AMS），这种情况下暴露空白期中的心房事件而使得AMS能顺利运行而设计的。在此题中并不适用。

（解析　张余斌　刘　彤）

参考文献

Costedoat-Chalumeau N，et al. Anti-SSA/Ro antibodies and the heart: more than complete congenital heart block? A review of electrocardiographic and myocardial abnormalities and treatment options. Arthritis Res Ther，2005，7: 67-69.

Hovis IW，et al. Complete congenital heart block: A case of multilevel block. Heart Rhythm Case Reports，2017，3: 294-297.

题85

53岁女性，无心血管危险因素或既往心脏病病史。既往有平滑肌肉瘤的病史，于8年前行手术切除，并在肺和骨转移复发后接受化疗。前次就诊时发现无症状性心动过缓及室性期前收缩（图85-1），并给予比索洛尔（2.5mg/d）。3周后，虽然仍在接受这种治疗，患者在睡眠中突然发生心悸和胸痛，急诊科记录心电图（图85-2A），并静脉注射腺苷12mg（图85-2B）。

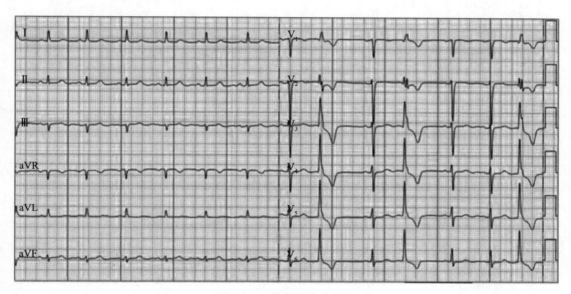

图85-1 前次就诊心电图

正确的诊断是什么？治疗应该是什么？

A.室上性心动过速，但是腺苷没有转复为窦性心律，应给予更高剂量的腺苷

B.室上性心动过速，但是腺苷没有转复为窦性心律，应该静脉推注维拉帕米

C.可能为室性心动过速，腺苷对心动过速没有影响

D.室性心动过速。腺苷并没有终止心动过速，但有助于诊断

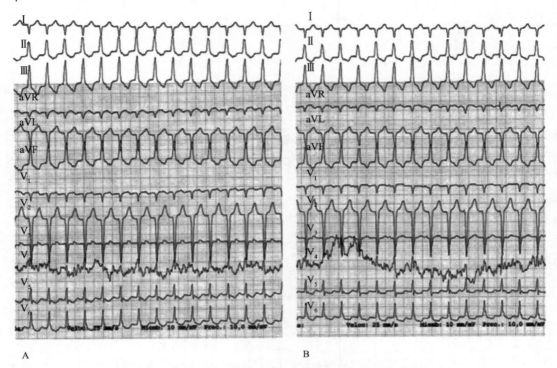

图85-2 急诊科心电图（A），静脉注射腺苷12mg后心电图（B）

正确答案: D

解析: 心动过速时心电图显示QRS波宽度比窦性心律(115ms)宽。心动过速的QRS波形态存在差异(心动过速时电轴大于90°,窦性心律电轴约为30°;心动过速时I和aVL导联的QRS波为负向而窦性心律时QRS波为正向),见图85-1,图85-3,这不符合差异性传导标准,所以可以排除室上性心动过速(答案A和B均不正确)。给予腺苷前可以在下壁导联及V₁导联上观察到T波切迹,这可能是心房激动所致。可以看到房室比例为1:1(图85-2A)。在给予腺苷(阻滞室房传导)后,可以观察到房室分离(图85-2B的V₁导联比较明显,图85-4箭头所示),证实是室房传导为1:1的室性心动过速(腺苷对心动过速有影响,但不能转复为窦性心律,因此排除了C)。正确的答案是D,电生理诊断是特发性右室流出道心动过速。

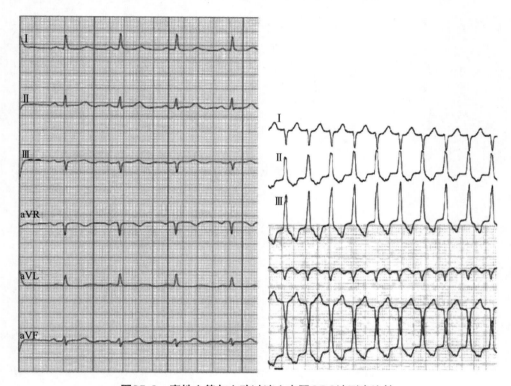

图85-3 窦性心律与心动过速心电图QRS波形态比较

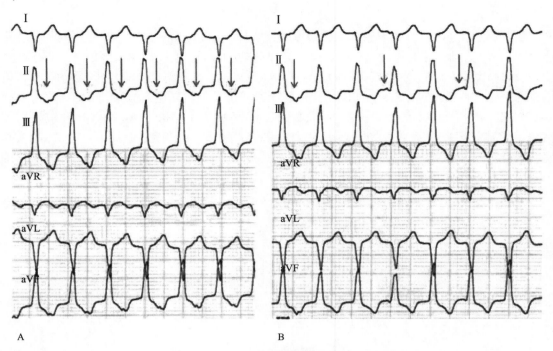

图85-4　箭头所示房室分离

（命题、解析　赵运涛；审校　严干新）

题86

下列哪一项最不能解释图86-1现象（第5个QRS波）？

A.室性期前收缩导致的隐匿性房室结阻滞，左后分支起源的室性逸搏

B.4相性房室传导阻滞，左后分支起源的室性逸搏

C.希-浦系统病变导致的反文氏传导

D.房室结病变导致的反文氏传导

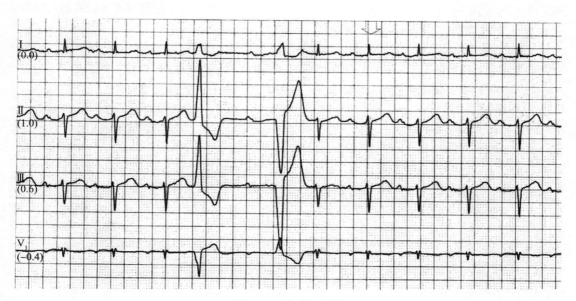

图86-1　动态心电图

正确答案：D

解析： 图中前后2个宽QRS波简称R_1和R_2，其中R_2即题中所指第5个QRS波，从此心电图所见：①窦性心率，80次/分；②室性期前收缩；③一度房室传导阻滞；④不完全性右束支阻滞伴左前分支阻滞。

按题所问，我们发现室性期前收缩代偿长间期R_1R_2 1000ms后出现宽QRS波R_2，其前"PR_2"=420ms，常规考虑为房室传导更加延缓或中断后的加速性室性逸搏，也不能完全排除与PR_2间期有关，但可以肯定的是：此时此处一定因某种原因产生了一个新的不应期致上述心电图变化。那么下列哪个选项中所提机制最不可能引起上述心电图的变化，具体分析如下。

A选项，认为室性期前收缩的室-房隐匿性传导房室结从而产生一个新的生理性不应期并使下一个窦性激动下传时落于该不应期发生干扰所致。但实际上，首先且不说此时的"室-房逆传"能否抢先几乎同时发生的"窦性房-室前传"而激动房室结；如果是，其产生的固定可估的生理性不应期时间，加上"室-房"传导时间，也肯定<R_1P=780ms，也就是说此生理性不应期应该影响不到下一个窦性下传；更何况R_2的T波上有窦性P波，其PR间期和其他窦性PR间期完全一致。我们知道，"慢钙"的房室结属于"递减传导"，即RP和PR呈反比关系。此图中，R_1P远大于R_2P，而后者其后PR间期不延长，前者的PR_2间期更加不应延长甚至彼此无关。综上，常规情况下A选项于此例几乎不可能。特殊而复杂的条件（具体略）也能实现。

B选项，4相房室传导阻滞和3相房室传导阻滞一样，较普通的房室传导阻滞的区别在于其和频率（或期间）变化有关。在某个频率下，房室呈1∶1传导，其PR间期正常或延长状态下，当频率减慢或间期延长时，发生一度或阵发性三度房室传导阻滞（即使频率加快或间期缩短，也可只持续1个或数个），即为房室"4相阻滞"；反之，当频率加快或间期缩短时发生则是"3相阻滞"。两者又通常被称为"慢频率依赖型"和"快频率依赖型"房室传导阻滞（个人认为彼此不能完全等同，区别在于"3相和4相阻滞没有阻滞临界频率而频率依赖型阻滞有阻滞临界频率"）。结合此图，窦性心律时，房室1∶1下传，PR间期延长；当室性期前收缩代偿后必然引起的长RR间期后，房室传导中断，导致其后室性逸搏出现。上述符合4相房室传导阻滞的特征。以下C和D选项中都提到了反文氏传导。房室文氏传导阻滞应是PR间期逐渐延长最后P波后无R波；最初的反文氏现象是指在2∶1房室传导阻滞基础上，PR间期逐渐缩短至最短后会连续下传且此PR间期最长，并由此形成2∶1和3∶2传导交替现象。这里所指的反文氏传导，就是国外报道的"因期前收缩代偿等原因形成的长RR间期后反而PR间期延长，然后正常RR间期后PR间期又缩短恢复的现象"。

我们再看C选项，这是难点。"快钠"通道的希-浦系统，其有2个主要电生理特点：①以有效不应期为主，病变时也以此延长为主，故其传导或传导阻滞时都主要呈现"全或无传导"特征。也就是说，因相对不应期短，其传导延缓或文氏传导的PR间期增量变化较小，传统观念认为<100ms。②不应期和前周期RR间期呈正相关，即前周期越长，不应期越长。而其病变时，会引起4位相自动化除极速度加快，此意味着膜电位水平下降加快，那么当心率减慢或RR间期延长后，就容易落在其过低水平下使传导延缓或中止。这其实就是4相阻滞都发生在希-浦系统原因。反文氏传导，就意味着长PR_2间期有传导关系。此例中，窦律下房室1∶1传导，PR间期固定于280ms，在室性期前收缩代偿长RR间期后，其前PR_2间期延长，而当R_2R间期明显缩短后，PR间期又恢复如初280ms，这符合4相性一度房室传导阻滞的心电特征。那么R_2由原来的不完全伴左前分支变成完全右伴左前分支阻滞，如何解释？我们知道，正常房室传导系统的房间

束、房室结，希氏束，由于是"串联电路"，所以当房室传导延缓或中断发生在上述各处时，心电图上一目了然，相应会表现出PR间期延长或PR间期无关（或P波后无R波）。但当左右束支，更确切说在左前、左后和右束支层面发生传导延缓或中断时，PR间期和其后的QRS波会发生各种组合变化。变化原则如下。

当左前和（或）左后和右束支同步传导（互差<25ms）时：① 双侧束支都传导正常，则PR间期正常；QRS波呈室上性。②当双侧束支都同步传导延缓，则PR间期延长；QRS波呈室上性。③双侧束支都传导中断，则与PR间期无关（或P波后无R波）。当左前和（或）左后和右束支传导不同步时，PR间期变化同快传侧，QRS波变化同慢（或不）传侧：① 一则束支正常，另侧延缓至中断，则PR间期正常；QRS波另侧的不完全阻滞（互差25～40～60ms）或完全阻滞（>40～60ms）型。②一侧传导延缓，另一侧传导更延缓或中断，则PR间期延长同传导延缓侧；QRS波呈另一侧不完全阻滞或完全阻滞型。结合此例，正常窦律时，可能3束支一度传导阻滞，其中左后支传导相对最快280ms，另2支呈不完右和左前半阻滞。当室性期前收缩代偿长 R_1R_2 后，在束支层面发生4相阻滞，其中左后分支传导延缓使PR间期延长至420ms，另两支传导中断使QRS波呈完右伴左前分支阻滞型。这里需要指出，如此例，其PR间期增量变化420－280＝140ms。传统观点认为，由于希-浦系统相对不应期短，故传导延缓区间少，PR间期增量应<100ms。但晚近国外有研究和越来越多的证据认为，在某些病理状态下，PR间期增量可远大于100ms，PR间期延长甚至可达到>400ms。不过这种情况毕竟不多见。

最后看D选项，"慢钙"通道的房室结，其2个主要电生理特点：①以相对不应期为主，病变时，也是以此延长为主。其以"递减传导"为特征，即RP间期和PR间期呈反比关系。②不应期和前周期呈反比关系，即前周期越长，不应期反而缩短。房室结病变，发生"3相阻滞"。结合此例，如是房室结病变，在长RR间期后，不应该 PR_2 间期延长甚至传导中断；而且 R_1P 远大于 R_2P，PR_2 间期也不应远大于PR间期。最后，如是房室结层面病变，由于不影响左右束支的同步，发生房室阻滞时无论如何不会引起QRS波 R_2 的形态变化。也就是说，其毫无可能。

综上，"最不可能"排名 D>A>C>B。

（命题、审校　严干新　张余斌；解析　沈　灯）

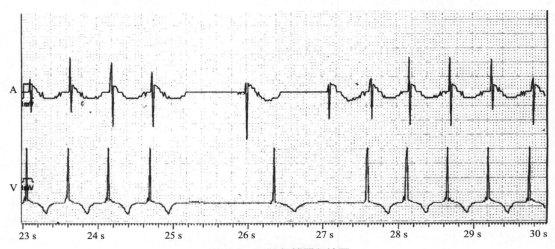

题 87

69岁男性，有间歇性心悸病史。患者双腔起搏器程控记录见图87-1。

图87-1　双腔起搏器程控图

该图最可能是下列哪种心律失常？

A.房室结折返性心动过速（AVNRT）

B.房室折返性心动过速（AVRT）

C.房性心动过速（AT）

D.室性心动过速（VT）

E.起搏器介导性心动过速（PMT）

正确答案：A

解析1： 该患者为双腔起搏器植入者。题目中并没有给出起搏器的基本参数，腔内图A/V通道中图形源自起搏还是感知亦不清楚。但即使没有上述资料，根据图中给出的信息亦可以做出最可能的推测。

1.首先可以排除PMT　从图中可见心室信号在前，心房信号在后，VA间距约为40ms。

约2/3的病态窦房结综合征及20%～35%的房室阻滞患者可见逆向心房除极P波，VA间期一般为100～300ms。植入起搏器患者中，如果逆行P波被起搏器心房感知通道感知（需落在PVARP外），可再次触发心室起搏，从而引发PMT。但该图中VA间期很短（仅40 ms），落在了PVARP（心室后心房不应期，一般设定为300～400ms）内，缺乏触发PMT的条件。

2.排除房性心动过速　房性心动过速终止时常终止在V，而非A。持续性心动过速终止在A后，如果考虑房性心动过速（AV间期480ms），需要同时满足两个条件：恰好房性心动过速自行终止＋恰好因房室阻滞心房不能下传心室，显然概率极低。此外，仔细看这份图可以发现，心动过速时AA间期和VV间期有一些小的变化：第二段心动过速的第一个VV间期（6th与7th）明显较最后一个VV间期（9th与10th）短。相应AA间期也有变化，但AA间期的变化是随着VV间期而变化。因此，排除房性心动过速。

3.排除室性心动过速　假定心室信号是自身心室波，心动过速为室速。此时VA系室房逆传，VA间期也不可能在40ms，故排除室性心动过速。

4.房室结折返法心动过速（AVNRT）及房室折返性心动过速（AVRT）　无论是其中的哪一种，它都可以终止在A 因为这两种心动过速的折返路径都含有房室结路径（AVRT使用两条不同房室旁道除外）。AVNRT及AVRT发作时VA均系逆传，前者VA间期多在90ms以内，后者VA间期多在90ms以上，而图中心动过速时的VA间期仅40ms，不支持AVRT，所以AVNRT可能性最大。

（命题、审校　严干新；翻译　张余斌；解析　汪　凡）

解析2： 由题干所知，该患者为双腔起搏器植入者，但题目中并没有给出起搏器的基本参数；此为程控腔内图，也没有提供同步体表心电图波形进行对比；由于未显示起搏标记，腔内图A和V波源自起搏AP/VP还是感知AS/VS亦不清楚。但即使没有上述资料，根据图中给出的信息亦可以做出最可能的推测：A/V通道为同步记录。从图可知，从左至右A_1～A_4和A_7～A_{11}之AA间期/V_1～V_4和V_6～V_{10}之VV间期彼此相等，均为530ms，即114次/分（>100次/分），V前A后，VA间期固定40ms。频率和彼此的间期关系，符合"短V-A间期心动过速"（体表心电图"短RP间期心动过速"）。中间的长AA/VV间期，为心动过速终止后心律，同理存在多种可能，推测最大可能为AP/AS-VS，则A_6－V_6＝440ms远大于A_5－V_5＝340ms。

我们知道，体表心电图上，对于一些不同类型的心动过速在不见首尾的持续状态中，往往分不清彼此，如"长R（窄）-P（逆）间期心动过速"持续状态下，很难明确此为快-慢型AVNRT，房性心动过速还是PJRT。无法区分波形的腔内图更是如此，好在心电图提供了心动过速的起始和终止，这才是鉴别的最重要的依据之一。所有类型的心动过速，不管是折返、自律，还是触发机制，正常情况下完整的过程一定是"起源激动→特定的传导途径传导激动→接受激动"一组，然后周而复始。彼此关系是：① 起始一定是主动的起源激动先出现并连续规律出现，然后才有完整的一组，并周而复始；② 起源激动后由于传导干扰和（或）阻滞原因，可部分甚至全部缺失接受激动，但此反过来并不会影响甚至中止起源激动，心动过速仍将维持；③ 其终止只能是某个起源激动的中止出现才能实现，所以一定是前一组的接受激动最后出现而不会是起源激动最后出现。下面根据心电图信息具体分析。

1.选项D（VT）　　假设其为室性心动过速，根据VV＝AA间期＋VA间期，则首先考虑"起源激动为显性V波→正常的房室传导系统室房逆传→接受激动为显性A波"。但因室房逆传须经过全程房室交界区，VA间期至少＞100ms而不可能只有40ms。另外，第一个起始激动V_7前多了一个和室速的VA间期相同的A_7波；还有一种可能是"室速＋房速（窦速）的等频性双重性心动过速"，但此种也不会同时"终止-起始"。据上，排除室性心动过速。

2.选项E（PMT）　　假设其为起搏源性介导型心动过速，双腔起搏器在心室起搏VP后，无论是原先狭义的室房逆传P波，还是后来广义的各种来源P波（参照室速，此例其实2种都不可能），关键是这个P波必须位于VP启动的心室后心房不应期（PVARP）外附近而被心房感知即AS，从而再次触发VP，如此反复发生才形成PMT。有了动态PVARP，其值＋100～＋300ms。但此例VA间期40ms，A波一定落于PVARP内而不被心房感知即AR，当然也就不可能触发VP。PMT无从谈起。

3.选项C（AT）　　假设其为房性心动过速，则"起源激动为显性A波→正常的房室传导系统下传，AV间期延长→接受激动为显性V波"一组后，规律重复。其终止前最后为A波。我们首先测量，如果发现此A波较前面规律的A-A间期提前出现，则为另一起源房波终止了起源激动A波，从而终止了AT。但测量后发现此为起源激动A波，则除非是：最后起源激动A后发生传导阻滞缺失接受激动V，同时后一个起源激动A又正好自行中断出现从而AT终止。此概率极低。而且，其后又出现完全同前的心动过速，起始更像AVNRT。据上，此例房速可能极小。

4.选项A（AVNRT）　　假设其为房室结折返性心动过速，则"起源激动为隐匿性房室结内折返激动→房室结双径中的其中一径前传至心室的同时，又通过房室结下部共径折返另一径，然后室房逆传至心房→接受激动为2个，显性A波/V波"。我们知道，AVNRT分为慢快型（S-F），为90%；快慢型（F-S）和慢慢型（F-F），为10%。前者是慢径前传而快径逆传。此型室房逆传和房室前传时间全部相差无几，根据A、V波先后，又分：① V先A后，VA间期＜90ms（RP间期＜70ms）型50%；② V/A重叠，V-A间期＝0ms（腔内图A/V波都会显现，但P波重叠在QRS波中可能会被掩盖"消失"，这就是体表心电图上心动过速终止前最后一个为QRS波时，并不能排除AVNRT的原因之一）型为48%；③ A先V后，AV间期＜120ms 型为2%。结合此例：起始A_6-V_6跳跃式延长，当为快径单向阻滞转为慢径前传后折返快径逆传到V_6—A_7＝40ms，然后持续V—V＝A—A＝530ms，V—A＝40ms，最后终止V/A波。其符合起始激动为隐匿性房室结内折返激动并维持→慢径前传心室同时折返快径逆传心房，V先A后→接受激动为同次显性V/A波，V-A间期40ms。慢快型①型。

5.选项B（AVRT）　　假设其为房室折返性心动过速，我们知道，AVRT也是折返性心动过速，但其折返环路是大折返，包括心房-正常的房室传导系统（少数为另一条房室旁道）-心室-房室附加旁道组成的闭合环路。其分：①正道顺向型，即正常的房室传导系统前传，房室旁道逆传；② 正道逆传型，即房室旁道前传，正常的房室传导系统逆传。以上可知，无论室房逆传从正常的房室传导系统还是房室旁道传导，都要自下而上走全程。所以，其V-A间期至少＞90ms。此例VA间期40ms，排除AVRT。

综上，应选A。

（解析　沈　灯；审校　严干新）

80岁女性, 冠心病, 因三度房室传导阻滞植入双腔起搏器5年, 最近频繁出现胸闷, 有时伴晕厥, 并常于夜间憋醒, 24h动态心电图, 心电图表现见图88-1。

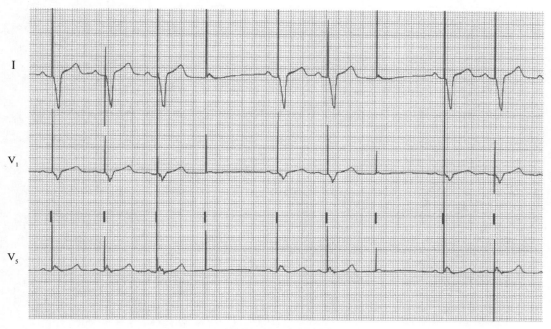

图88-1 动态心电图

您认为所给出的4个选项中哪项是最合适的?

A.间歇性心室起搏功能不良, 调整心室起搏阈值

B.起搏器特殊功能运作, 继续观察

C.调高心室感知灵敏度

D.降低心房输出, 改单极起搏为双极起搏

正确答案：D

解析：本例为双腔起搏器，心电图特点：前3个自身P波后均有心室脉冲发放并夺获心室，起搏器呈VAT方式起搏；随后当第4个P波稍延迟出现时，恰好有一脉冲信号落于P波起始位置并轻度改变了P波形态（真性融合波，图88-2），这提示该脉冲为AP脉冲。但该AP脉冲后未见自身QRS波，也未见VP脉冲。随后当自身P波再次出现时，起搏器再次以VAT方式起搏。随后第7个自身P波再次延后出现，AP脉冲落在P波升支上未改变P波形态（假性融合波，图88-2），同样其后未见自身QRS波，也未见VP脉冲。随后当自身P波出现，起搏器依然以VAT方式起搏。

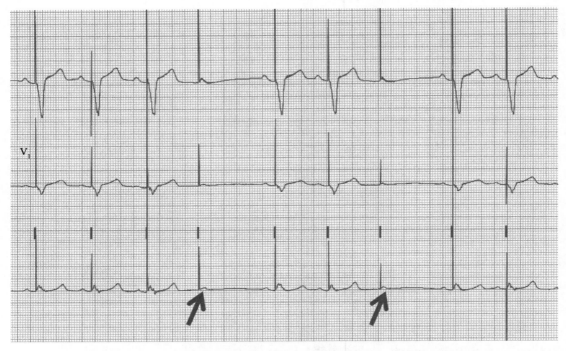

图88-2 AP脉冲信号落于P波起始位置改变P波形态（真性融合波）；AP脉冲落在P波升支上未改变P波形态（假性融合波）

VP脉冲短时间内的消失两次并不符合心室起搏管理（MVP）功能的房室传导检测运作特点。VP脉冲在应该出现的位置没有出现，这提示我们可能发生了心室过感知。那么心室过感知了什么信号呢？仔细对比不难发现，起搏器对自身P波感知没有明显异常，当感知到自身P波后，均在恒定的SAV间期后发放VP脉冲；但当AP脉冲出现时，VP脉冲就消失了。这提示我们，心室电极很可能过感知了AP信号，误认为是自身心室感知事件（VS）而抑制了VP的发放，进而出现了图中VP消失的现象，此即交叉感知（cross talk）。为了避免这种现象，多数起搏器在AP脉冲后设置有心室空白期的同时，还会设置一个交叉感知窗，一旦有任何VS落于其中，即会触发心室安全起搏（VSP），即在交叉感知窗结束后发放VP脉冲，以避免上述VP消失的情况出现。

同时双腔起搏器心室交叉感知到心房电信号的原因可见于多种原因，如：心房输出太高（多为单极），心室感知灵敏度过高，心室后心室空白期过短，心室导线破损等。

处理方法：①可以在保证能感知心室的前提下适当降低心室感知灵敏度；②将单极心房

起搏改为双极起搏；③延长心房后心室空白期。

　　但本题中为何没有出现VSP反应呢？有可能是交叉感知的事件落于交叉感知窗之外，被起搏器当作是正常的心室感知事件，而理所应当的抑制VP脉冲；也有可能是起搏器未开启心室安全起搏（VSP）功能。

　　本例在程控时发现VSP功能未打开。

（命题、解析、审校　耿旭红；解析　张余斌）

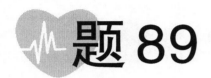

以下哪项心电图（图89-1）表现属于反复非折返性室房同步（RNRVAS）？

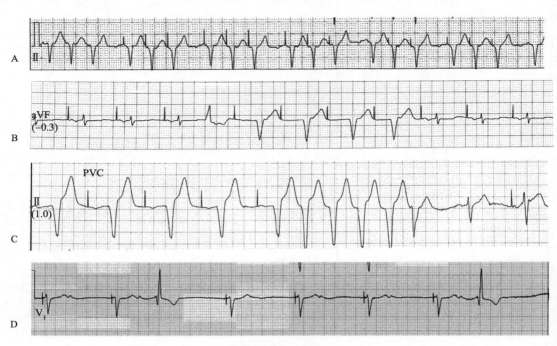

图89-1 心电图

正确答案: B

解析: 做该题前需明确反复非折返性室房同步(repetitive non-reentrant ventriculoatrial synchrony, RNRVAS)的定义。

双腔、三腔起搏器的起搏模式通常为心房跟踪模式(DDD、DDDR、VDD、VDDR)以保证房室同步起搏。此种模式下,因某种原因使心室激动逆行激动心房形成室房同步(ventriculoatrial synchrony),并且落在心室后心房不应期(PVARP)外的逆传心房激动被起搏器感知(即心房感知事件,AS事件)后,在感知的房室间期(SAV interval)结束时发放心室起搏脉冲夺获心室,心室激动再次逆传激动心房形成折返称为反复折返性室房同步(RRVAS),如果折返持续则进展为无休止折返性心动过速(endless loop tachycardia, ELT),当然它还有一个更为我们所熟知的名字——起搏器介导性心动过速(pacemaker mediated tachycardia, PMT)。

如若室房同步的逆传心房激动落在PVARP之内,则会形成不应期内心房感知事件(AR事件)。起搏器不跟踪AR事件并导致在VA间期结束时发放的心房脉冲(AP)落在逆传心房激动所致的心房生理性不应期中,引起AP功能性失夺获。此时由于心房失夺获,不存在生理性房室传导,随后起搏器按房室顺序发放心室起搏脉冲夺获心室肌,由于此时心房肌已脱离不应期而能再次形成室房逆传(图89-1 A、B)。整个过程并未构成一个完整的折返环路,因此被称为反复非折返性室房同步(RNRVAS)。

RNRVAS与RRVAS类似,都属于依赖于室房同步的起搏器介导性的心律失常(pacemaker mediated arrhythmia),但前者实质上并未构成一个由起搏器和心肌组织之间的折返环路。RNRVAS诱发因素大多是参数设置不合理导致,主要包括:①较长心室后心房不应期(如基础PVARP设置较长、PVC反应,使得逆行P波落入PVARP);②较快的起搏频率(如较快的低限的频率、传感器频率、心房超速起搏等特殊功能,使AP脉冲落入心房肌不应期);③较长的AV间期(如基础AV间期设置过长、AV正滞后功能运作)等。其触发因素常见为室性期前收缩、房性期前收缩未下传[落入PVARP内成心房感知(AR)事件]、间歇心房感知不良及解除此磁铁(DOO)等,使第一个AR事件或心房起搏(AP)失夺获(图89-2,图89-3)。

综上可知,RNRVAS产生的基本条件为:①室房逆传,即心室激动能够逆传激动心房产生心房不应期;②房室顺序起搏(AP-VP序列)。明确了RNRVAS的定义和启动条件,再对照4个

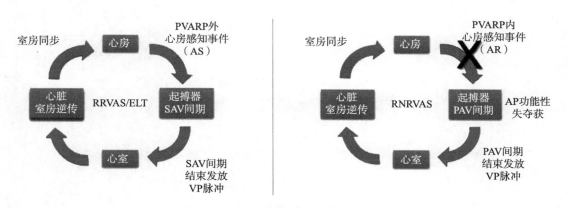

图89-2 RNRVAS与RRVAS运行示意图

选项，只有B符合。

由图89-4测量可知起搏器AA固定约820ms（AA＝AV＋VA），以AA间期计时，室性期前收缩后出现室房逆传P波即黑色箭头所示，且逆传P波落入心室后心房不应期（PVARP）以内，并被起搏器感知为AR事件不被跟踪，而心房逸搏间期结束时发放的AP脉冲落入AR事件的心房不应期而发生心房功能性失夺获。心房失夺获即无P波下传，起搏的房室间期（PAV）结束时发放VP，VP夺获心室后再次发生室房逆传、再次引起AP失夺获，如图89-3所示。此处较特殊的是存在VIP功能运行，即3次长房室延迟（约400ms）后均为VP，故起搏器判断未下传而终止，VIP运行失败后即回到程控起搏的房室间期（PAV）值（约300ms），由于AA间期固定，AV间期缩短则VA间期延长，再次发放AP时（即白色箭头所指）心房脱离不应期，故AP夺获心房出现P波下传，从而终止RNRVAS。

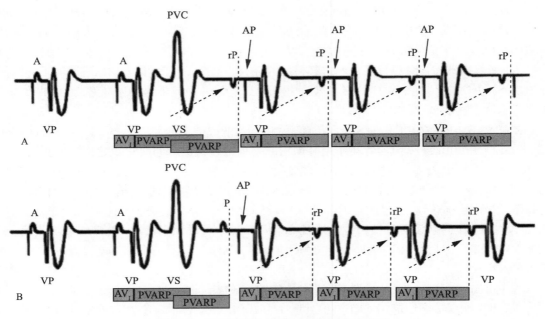

图89-3　RNRVAS与RRVAS运行区别示意图

A.反复非折返性室房同步（RNRVAS，房室顺序起搏模式）；B.反复折返性室房同步（RRVAS，心房跟踪起搏模式）

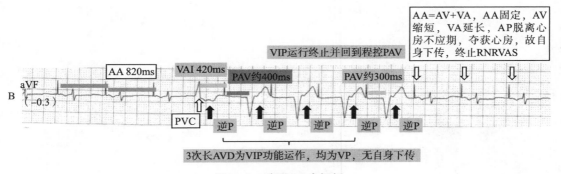

图89-4　选项B心电解析

选项A为房性心动过速，房波与QRS波呈4：3关系，起搏器呈VAT工作方式，功能未见异常，起搏器上限频率引起起搏器文氏现象。

选项C，见图89-5。黑圈内标注均为P波：其中室房逆传形成P波落在PVARP中（AR事件），随后起搏器发放的AP也夺获心房；图中前3个长AV间期考虑为AV正滞后功能运行，由于没有自身下传（没有心室感知事件），随后AV间期缩短按程控的PAV间期发放VP脉冲，并且第5个VP后的逆行P波落在PVARP间期外（可能开启Auto PVARP功能或同类功能）而诱发经典的起搏器介导性心动过速（PMT），PMT被最后一个PVC终止。值得一提的是终止后的自身传导恢复，并未见到室房逆传发生。

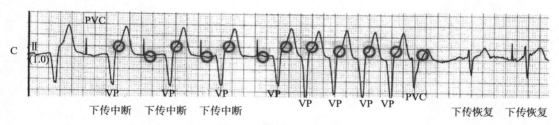

图89-5　选项C心电解析

选项D为起搏器VP夺获心室后发生逆传激动心房，逆传P波再次自身下传激动心室，即发生一次"反复搏动"，与RNRVAS无关。

（命题　严干新　李珍珍；解析　李珍珍；审校　严干新　张余斌）

参考文献

张余斌，吉亚军，刘彤.反复非折返性室房同步：一种不容忽略的起搏器介导性心动过速.中国心脏起搏与心电生理杂志，2018，32（5）：493-500.

Huizar JF. Pacemaker timing cycles and special features Chapter 6. In：Ellenbogen KA，Kaszala K，eds. Cardiac pacing and ICDs. Hoboken：Wiley Blackwell，2014：211-271.

Pakarinen S，Karoly Kaszala，Alex Y. Tan，et al. Performance of atrial tachyarhythmia-sensing algorithms in dual-chamber pacing using a fixed long AV delay in patients with sinus node dysfunction. J Interv Card Electrophysiol，2012，35（2）：207.

题 90

50岁男性，因心悸和气促入院。心电图提示心房扑动。给予抗心律失常药物，拟行直流电复律。给予抗心律失常药物前、后，遥测心电监护记录到心电图如下（图90-1A用药前；图90-1B用药后2h）。

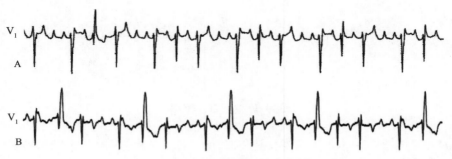

图90-1 给予抗心律失常药物前后心电监护记录
A.抗心律失常药物使用前；B.抗心律失常药物使用后

该抗心律失常药物最可能是：
A.胺碘酮
B.普罗帕酮
C.美西律
D.雷诺嗪
E.索他洛尔

正确答案：E

解析： 本例患者，以心房扑动合并快速性心室率入院，准备直流电复律术，在术前予以抗心律失常药物治疗。可观察到图90-1A与图90-1B图明显不同。

两幅图都是心房扑动合并快速心室率，伴差异性传导（呈右束支传导阻滞图形）。

（1）首先，两幅图的心房率基本不变，图90-1A心房F波的宽度比图90-1B宽度与形态改变不大。

（2）两幅图心室率基本不变。

（3）B图出现长RR间期后提前出现的QRS波呈不完全性右束支传导阻滞加重现象；两幅图的长RR间期时的QT间期可能变化不大（由于心房扑动波的影响，QT的测量可能不准确）。

（4）图B的差异性传导阻滞程度明显加重，长的RR间期之后，第一个短RR间期时，QRS波明显变宽，QT间期才继发变宽；但在紧跟着短RR间期后，再出现的短RR间期时，QRS波又变窄；呈典型的Ashman现象（长-短间期现象）。

Ashman现象是指心肌细胞的不应期的长短与前一搏动的心动周期的长度有关，即在同一导联中，长RR间期时心肌细胞的不应期长，短RR间期时，心肌细胞的不应期短，若在长RR间期后有一适时并提早出现的室上性搏动，很容易发生时相性室内差异性传导（右束支发生3相传导阻滞）而致QRS波群宽大畸形。

Ashman现象与晚钠电流相关，而Ashman现象在希-浦系统表现又较明显。一般原则是，动作电位时程越长，晚钠电流越大。李威、李毅刚等证实浦肯野纤维的晚钠电流较心室肌晚钠电流大，其动作电位有较强的频率依赖性。心室细胞晚钠电流/频率依赖性的大排序是：浦肯野纤维＞M细胞＞心内膜细胞＞心外膜细胞。因此，一个长周期后，浦肯野纤维动作电位及有效不应期的延长较心室肌细胞显著。使用这个抗心律失常药物（AAD）后，出现双侧束支传导差异变大（图90-1B）。如上所述，较长的动作电位时程具有较大的晚钠电流，长周期后，动作电位及有效不应期的延长也较明显。更重要的对延长QT间期的药物（比如纯Ikr阻滞剂）更加敏感。左右束支在生理情况下就存在不应期的差异（一般右束支比左束支不应期要长），使用具有反向使用依赖性AAD后（见下面的讨论），长RR间期后右束支的动作电位及有效不应期的延长会比左束支较明显，从而加大双侧束支之间有效不应期的差异。

反向使用依赖性，即心率减慢时，AAD对离子通道作用增大，这类药物为对外向钾离子通道的阻滞剂。这类AAD的特性是阻断外向电流（Ikr，Iks和Ik1）或者增强内向电流（晚钠电流和晚钙电流），并延长复极时间。现代观点认为：不管是钾通道阻滞剂，还是内向电流增强剂，都使净外向复极电流减少。因晚钠电流的特点，即在动作电位平台期失活慢，失活后恢复也慢，故心率加快时，晚钠电流减弱，复极时间延长较少；当心率减慢时，晚钠电流增强，复极时间延长明显，尤其在长间歇时更加显著（图90-2）。

综上所述，考虑该患者使用的AAD，是以钾离子阻滞剂为主，而且对晚钠离子通道无明显阻滞，晚钠电流对希-浦系统影响很大，从而造成患者希-浦系统有效不应期延长，出现长短周期时，右束支的不应期比左束支的不应期更加落后的现象。

B/C/D，普罗帕酮、美西律、雷诺嗪等等均为Ⅰ类AAD（阻滞钠离子通道），普罗帕酮为Ⅰc类，美西律为Ⅰb类，雷诺嗪为Ⅰd类；而雷诺嗪（有显著心房选择性）与美西律（心室选择性强）都可以阻滞晚钠电流，所以不是此患者使用的AAD；B选项普罗帕酮（广谱类），也有晚钠电流阻滞的作用，因此也不是患者使用的AAD；排除B/C/D等Ⅰ类AAD。

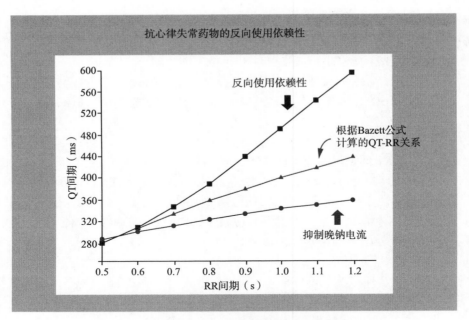

图90-2　抗心律失常药物的使用与反向使用依赖性

A/E胺碘酮与索他洛尔都是Ⅲ类AAD，阻滞复极相钾离子外向电流，从而延长有效不应期；但胺碘酮有阻滞晚钠电流阻滞的作用，其反向使用依赖性较单纯Ikr阻滞剂如索他洛尔弱。

E选项索他洛尔，Ikr阻滞剂，在QT间期明显延长之前，即可增强希-浦系统的动作电位及不应期的频率依赖性，从而产生Ashman现象。这是由于浦肯野纤维的晚钠电流较心室肌的晚钠电流大。在心室肌晚钠电流还没有明显增大之前，希-浦系晚钠电流就已经增强了。因此使用索他洛尔后，而基础长RR间期时的QT间期明显延长之前，希-浦系统不应期的频率依赖性已增强，更容易发生Ashman现象，右束支不应期比左束支不应期的差距更加拉长。于是图90-1B表现为长短周期时的右束支阻滞现象；所以正确选项应该是E，索他洛尔比较符合患者用药后心电图变化。

（命题　严干新　王　帅；解析　郭秉晟　余　萍　汪　凡；审校　严干新）

题91

32岁女性，既往体健，因晕厥急诊就诊。1周前有咽喉痛、发热等流感症状，早晨起床时出现晕厥，入院时神志清，肌钙蛋白 I：10.09ng/ml，血清钾：3.5mmol/L。急诊室的心电监测如图91-1A所示，静脉注射胺碘酮后，心电图检查如图91-1B。

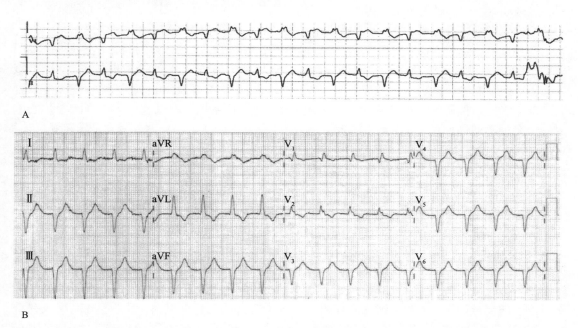

图91-1　患者两次心电图对比

下一步诊治最佳选择是：

A.静脉应用镁剂

B.冠状动脉造影

C.超声心动图

D.经静脉放置临时心脏起搏器

正确答案: D

解析: 通过题干临床信息和入院后心电信息分析判断,此患有病情危重的急性心肌炎。

首先解读心电信息,图91-1A心电监测显示:偶见窦性P波;QRS波左束支型和右束支型交替出现,左-右型540ms和右-左型440ms的R-R间期分别固定。提示双向性室性心动过速。双向室性心动过速是一种较为少见但并不罕见的严重心律失常,一旦出现,往往提示心肌严重受损或器质性心肌病变。最常见于药物中毒(洋地黄中毒较多见,还有乌头碱中毒、金刚烷胺类中毒等)、心肌缺血、扩张性心肌病和严重心肌炎,也可见于家族性低钾性周期性麻痹、Andersen-Tawil综合征(*KCNJ2*基因突变导致)等。儿茶酚胺敏感性双向性室性心动过速多见于青少年。双向性室速多为阵发性,有时可自限,但可反复发作。发作时可致黑矇、晕厥等,甚至心室颤动而导致心脏性猝死。其治疗原则是对因治疗,对于由心肌缺血和严重心肌病变引起的持续性双向性室性心动过速,可静脉应用具有钠通道阻滞作用的抗心律失常药。

回到此例,患者是32岁健康女性,因突然晕厥急诊就诊,虽然入院时神志已恢复清醒,但根据其1周前有明确的流感症状,入院检查肌钙蛋白I明显升高,心电检查同时发现"双向性室性心动过速"和"3分支阻滞",下壁和左胸导联r波极小,这些都表示心室肌受损严重,基本可以确定患者是急性暴发性心肌炎。应用胺碘酮治疗双向性室性心动过速后,图91-1B常规心电图显示窦性心动过速;一度房室传导阻滞,完全性右束支传导阻滞伴左前分支传导阻滞;Ⅱ、Ⅲ、aVF及$V_3 \sim V_6$导联r波极小。虽然,我们不能完全确定"一度"阻滞部位,但鉴于右束支和左前分支的突然出现的同时阻滞,结合此前的双向性室性心动过速,说明希-浦系统出现严重损害,此"一度"极可能发生在希氏束或左后分支,是为"3分支阻滞"。其很容易进一步加重,发展成为高度至完全性房室传导阻滞。在此情况下,临时起搏治疗或许是唯一有效的救命手段。其他诊断和治疗应在其后。因此,下一步诊治最佳选择是D,安装临时起搏器。

其实,在急性暴发性心肌炎早期时,双向性室性心动过速还是较为少见的,但由于心室肌损害弥漫扩散,希-浦传导系统往往不能幸免,且其发展急骤迅猛,发生完全性房室传导阻滞而致阿-斯综合征,甚至猝死的概率较高。因此,一旦临床诊断急性心肌炎,只要出现新的2分支或以上的传导阻滞,在完善相关检查和使用激素等药物治疗的同时,不必等到高度至完全性房室传导阻滞出现,尽快安装临时起搏器"护驾"(不仅是装卸方便,价格较低,而且其阻滞大多都是可逆的),才是最重要的。此例中的患者在安装临时起搏器后约1h后,发生了完全性房室传导阻滞(图91-2)。

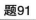

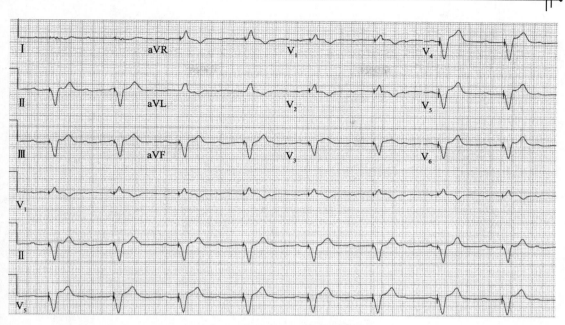

图91-2 安装临时起搏器后1h心电图

（命题、解析 严干新）

49岁男性，因心悸、头晕、胸部压榨感急诊就诊。无晕厥史。既往体健。入院查心电图（图92-1）如下。测血压：105/65mmHg。

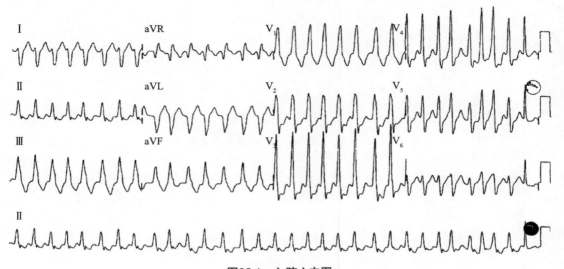

图92-1　入院心电图

对其急救措施及后续进一步治疗方案是：

A.静脉注射腺苷，然后射频消融

B.静脉注射利多卡因，然后进行冠状动脉造影和电生理检测

C.直流电复律，然后植入心脏转复除颤器（ICD）

D.静脉注射普鲁卡因胺，然后行射频消融术

E.静脉注射艾司洛尔，然后行射频消融术

正确答案：D

解析： 本题首先明确心电图诊断。心电图表现为：RR间期绝对不齐，QRS波群时限及形态存在差异，尤其在$V_4 \sim V_6$导联较为明显。心电图诊断为：心房颤动伴心室预激，左侧旁路。应与室性心动过速相鉴别，单源性室性心动过速RR间期及QRS形态往往相对固定。

心室预激患者发生心房颤动概率高达30%，机制与旁路逆传对心房电生理性质影响、遗传特征及心房颤动易感性增加有关。另外，对于心房颤动合并旁路前传者，根据指南推荐转复节律意义大于控制心室率，对于短不应期旁路合并血流动力学不稳定者，推荐直流电复律（Ⅰ类）。对于血流动力学稳定者，应首先药物治疗。选择药物治疗的原则是基于房室结与旁路电生理特征的不同。房室结是由钙通道依赖性（或称慢反应）细胞组成，而绝大多数AV旁路则由钠通道依赖性（或称快反应）细胞组成。因此，治疗心房颤动伴心室预激应选用可延长钠通道依赖性细胞不应期的药物，比如钠通道阻滞剂或钾通道阻滞剂，而禁用房室结传导阻滞剂。指南推荐静脉应用普鲁卡因胺（procainamide）或伊布利特（ibutilide，Ⅰ类），两者均有延缓旁路传导的作用，故为首选。远期治疗方面，推荐射频消融旁路治疗（Ⅰ类）。这是因为短不应期旁路（比如本例心电图显示心房颤动伴快速心室率）有心脏猝死风险，故本题最佳答案为D项。A项中腺苷不宜用于预激合并心房颤动患者，因腺苷对于延缓非递减旁路传导无明显效果，且可诱发心室颤动，故不考虑。B项存在一定争议，有文献报道利多卡因可诱发心房颤动，不宜用于心房颤动伴预激患者，但国内外尚有个案报道利多卡因对于预激合并心房颤动者有效，机制可能与其一定程度延缓旁路前传有关，而冠状动脉造影术与电生理检查亦不是最佳选择。C项中，该患者血流动力学暂时稳定，直流电复律有效（Ⅱa类），但择期行ICD植入是错误的，因成功的射频消融旁路治疗可以去除心脏猝死风险。E项中艾司洛尔对控制单纯心房颤动心室率效果良好，但其可通过显著影响血压引起反射性交感神经张力升高，加快旁路前传，故不予选择。值得一提的是，除上述药物外，常用的抗心律失常药物诸如地高辛、胺碘酮、β受体阻滞剂、非二氢吡啶类钙离子拮抗剂禁用于心房颤动伴预激患者，机制为地高辛可缩短旁路前传不应期。另外，三者可致药源性低血压引起反射性交感神经张力升高，且房室结阻断效应可减少隐匿性传导对旁路前传的抑制，上述机制均可加快旁路前传，诱发恶性室性心律失常的发生。

（命题　严干新；翻译　赵晓静；解析　李　艺；审校　严干新）

参考文献

曹中朝，孟庆余，席建军.预激综合征合并心房颤动经利多卡因治疗复律成功一例.中国循环杂志，1993（11）：683.

茅志中，宗尧庆.利多卡因治疗预激综合征合并房颤11例临床分析.苏州大学学报：医学版，1998，6：588.

万艺，王群山.预激综合征合并心房颤动的临床诊治进展.国际心血管病杂志，2018，45：200-203.

Brembilla-Perrot B，Popescu I，Huttin O，et al. Risk of atrial fibrillation according to the initial presentation of a preexcitation syndrome. Int J Cardiol，2012，157：359-363.

Guaragna R F，Capucci A，Sangiorgio P et al.［Drug treatment of a trial fibrillation in patients with Wolff-Parkinson-White syndrome］. G Ital Cardiol，1982，12：284-291.

Wann LS，Curtis AB，Ellenbogen KA，et al. Management of patients with atrial fibrillation（compilation of 2006 ACCF/AHA/ESC and 2011 ACCF/AHA/HRS recommendations）：a report of the American College of Cardiology/American Heart Association Task Force on practice guidelines. Circulation，2013，127：1916-1926.

题 93

护士报告了4例心律失常病例,动态心电图如下(图93-1)。现在医院里就你一个心脏科医师值夜班。

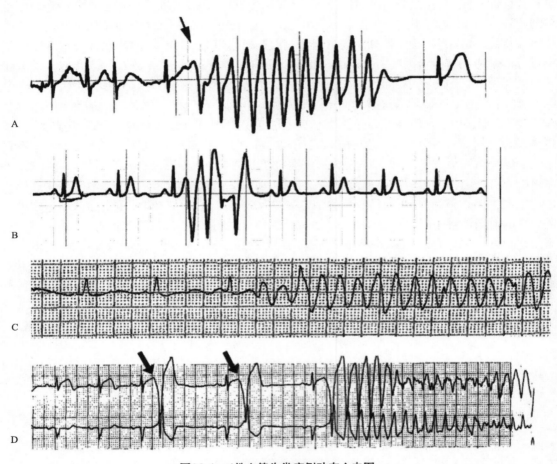

图93-1　4份心律失常病例动态心电图

处理这4例患者的优先顺序是:

A. A-C-B-D

B. C-D-A-B

C. D-C-A-B

D. D-A-B-C

E. A-D-B-C

正确答案: D

解析: 护士将4张图同时交到医师手上, 都是"室性心动过速"或"室性期前收缩和室性心动过速"的可致命性恶性室性心律失常, 且只有一个是需要争分夺秒抢救处理的。首先, 在这4例"恶性心律失常"中, 只有C和D属于发作持续中, 而A和B已自动转律。显然, 对于都有"致命性"可能的情况下, 不管其本身致命程度如何, "进行时"比"过去式"一定是优先处理的。由此, 淘汰A和E选项。D图, 窦性心律时, ST段弓背型抬高, 不能排除急性心肌梗死可能, 其基础病变看似很重, 同时, 2次单个室性期前收缩后出现持续的室率极快的室性心动过速, 而这2个室性期前收缩都落在T波的顶峰上的极短联律间距的R-on-T型室性期前收缩, 且呈室性期前收缩二联律。

我们知道, R-on-T型室性期前收缩和室性期前收缩二联律法则的"短-长"RR前间期是引起致命性恶性心律失常的重要和直接的原因, 本例也是如此, 其持续中的室扑室颤样室性心动过速可立即致命。因此, 这个必须立即抢救处理。C图中, 窦律, 突然出现一阵持续"宽QRS波心动过速", 频率也是极快, 但奇怪的是, 在这些形态平整的宽波中, 时不时会出现一些与之格格不入的锐而窄的小波。经测量, 这些不是干扰也不是P波, 其"锐窄波"-"锐窄波"=窦性R-R或是其倍数, 且和窦性R-R序列能套上。由此, 这个"宽QRS波心动过速是干扰波"。根本无须理会。但临床医师和心电图医师也要注意平时不要被这种现象迷惑了。要仔细辨别, 只要和其他导联结合起来并结合临床情况, 不难解除疑惑。另外, 既使不是干扰而是确切的极速室性心动过速, 那么这种没有"短-长"RR前周期, 联律间距相对较长而形态基本一致的单形性室性心动过速, 其对血流动力学的致命影响相对D图的小一些。A图, 基础节律为心房颤动律, 且QT间期延长, 而室性期前收缩短联律间期落于T降支上属R-on-T现象, 尤其要注意其前也是"短-长"RR间期, 综合因素致TdP的发生。因TdP有自限性可能, 其幸运的是自动复律了, 但复发可能大。最后B图, 窦律, QT间期看似不长或短QT间期状态且同样R-on-T致短阵性多形室速。此两种情况相比, TdP本身就比短阵多形性室性心动过速致死率高; 长QT间期和短QT间期一样, 比QT间期正常更易诱发室性心律失常, 但前者比后者多见; 加上心房颤动律致"短-长"RR前周期的可能性大, 较B更易复发。所以综上A先B后。

至此, 其处理, 其严重程度的先后顺序应为 D: D-A-B-C。

（命题 严干新; 解析 严干新 沈 灯 郭秉晟 李 录）

题94

73岁男性，缺血性心肌病，EF<35%，植入单腔ICD 3年，现24h内心脏转复除颤器（ICD）多次放电。无充血性心力衰竭症状或体征，血钾正常。程控腔内图（EGM）见图94-1。

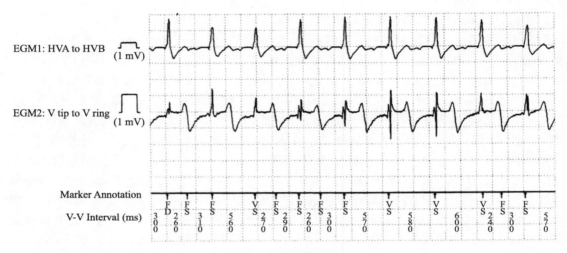

图94-1　程控腔内图

ICD多次放电最可能的原因是什么？

A.导线断裂

B.T波过感知

C.P波过感知

D.R波重复计数

正确答案: B

解析: ICD放电的原因可以分为恰当的放电和不恰当的放电: 前者发生的原因自然是因为患者确实发生了室性心动过速/心室颤动(VT/VF)并被ICD准确感知; 而不恰当的放电的原因则有很多: ①患者发生室上性心动过速(SVT)但被ICD误认为VT/VT; ②装置感知障碍(导线破损、导线-脉冲发生器接头松动、导线移位或装置参数不当等原因引起ICD过感知P波、QRS波、T波或碎裂电噪声引起的双重、多重计数而被误认为VT/VF); ③外部信号干扰(如外界电磁干扰)等。

仅根据题中所给信息无法确切判断放电是否是恰当还是不恰当, 不过我们能从程控的腔内图(EGM)判断ICD最可能的放电原因。

患者自身心脏发生缺血、基础环境改变或是药物等原因可能会引起反复VT/VF进而导致ICD频繁放电, 事实上仅根据题中EGM也无法完全排除双向室性心动过速的可能, 不过根据题目所给信息, 这一情况发生的可能性并不大(无充血性心力衰竭症状或体征, 血钾正常)。

分析程控腔内图(图94-2)前, 我们先来熟悉一下图中的相关术语: HVA=ICD can(机壳, 脉冲发生器); HVB=high voltage coil(高压线圈)。①条图EMG1(HVA到HVB)是机壳(HVA, 阳极)与远端高压线圈(HVB, 阴极)之间的记录, 属于远场记录(Far field), 记录到的是整个心脏的电活动; ②条图EMG2(Vtip到Vring)是导线头端(Tip, 阴极)到头端附近的环状电极(Ring, 阳极)之间的记录, 属于近场记录(Near field), 记录到的是导线头端附件的心脏局部电活动; ③条图Marker annotation是标记通道, 其中: VS指(在VF检测区外的)心室感知事件; FS指在VF检测区内的心室感知事件; FD指VF检测区内连续心室感知事件。

因为EGM1是远场记录, 其所记录的波形更接近于体表心电图, 图94-2中白点所指最可能是QRS波, 黑点所指最可能是T波; 再以白、黑、灰箭头将EGM1、EGM2和标记通道串联起来, 可以发现除去代表没感知的灰箭头, 每个黑、白箭头的感知位置都很固定。因此, 最可能是因为频繁的T波过感知导致ICD误以为发生了VF/VT而导致频繁放电的发生。

导线断裂时ICD可能会记录到短阵、快速且无明显规律的断裂电位进而导致反复电击的

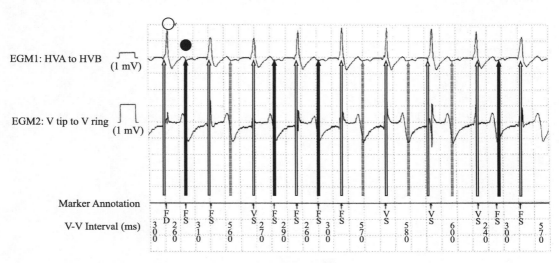

图94-2 带标记的程控腔内图

发生。

ICD过感知P波同样也可能导致ICD反复放电,不过心室内心房过感知本身非常罕见,较常见于双极导线感知位置接近或跨越三尖瓣环或导线移位到三尖瓣环附近时的情况;根据EGM2(近场记录)的腔内图形态(黑点和黑箭头),并不非常支持P波过感知的情况(并不能明确排除)。

R波重复计数即自身心脏除极被ICD双倍计数,与ICD的空白期及感知灵敏度设置不恰当有关,其过感知的位置较前次心室感知的位置较近(例如QRS波末端)。

（命题　严干新；翻译　尹德春；解析　张余斌；审校　严干新）

参 考 文 献

埃伦博根.临床心脏起搏、除颤与再同步治疗.第4版.方丕华，张澍，译.北京：北京大学医学出版社，2020.

题 95

67岁男性，扩张型心肌病病史，左室射血分数40%，常规体检。生命体征正常，但脉搏不规则。

心电图（图95-1）提示是：

A.房性期前收缩伴差传

B.房性心律伴室性期前收缩

C.插入性室性期前收缩

D.窦性心律，室性期前收缩伴反复心搏

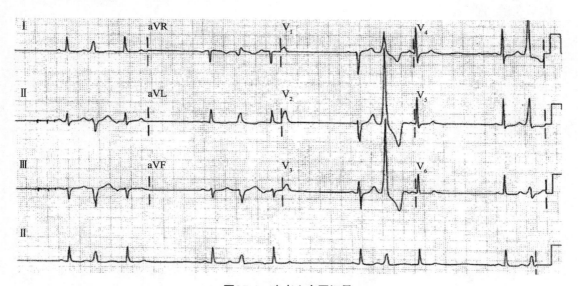

图95-1　患者心电图记录

正确答案：D

解析： 节律不规整，但3个QRS波群并一次停搏重复出现（图95-2）。因此，节律相对不规整。平均心率为42次/分，3个QRS波群的第一个时限和形态正常（0.08s），电轴左偏0°和−30°（QRS波Ⅰ和Ⅱ导联正向和aVF导联负向），此QRS波前面有P波（＋），且在Ⅰ、Ⅱ、aVF和V_4～V_6导联p波直立，PR间期恒定（0.16s），因此，这是一个窦性心搏。QT/QTc间期正常（420/350ms）。第二个QRS波群是宽的（0.14s）（^），形态不正常，不是典型的左束支或右束支传导阻滞图形，此QRS波群前面没有P波，因此，这是室性期前收缩。第三个QRS波群与第一个QRS波群相同，因此是室上性的，此QRS波群前面有P波（*），Ⅱ、aVF导联P波负向，aVR导联P波正向，因此，这不是窦性P波。aVF导联P波负向，考虑源自房室结（即逆行）或低位心房。由于室性期前收缩和负向P波之间有固定的关系，这个逆行P波最大的可能是室性期前收缩经由室房逆传引起，因此，室性期前收缩后面的室上性复合波称为"反复心搏"。反复心搏通常出现在QRS波群前没有P波（即交界、心室或心室起搏）且室房传导完好时，由于室房传导完好，可以逆行激动心房（逆行P波），时机适宜，这次逆行心房激动就可以进入房室结和希-浦系统再次顺向激动心室。

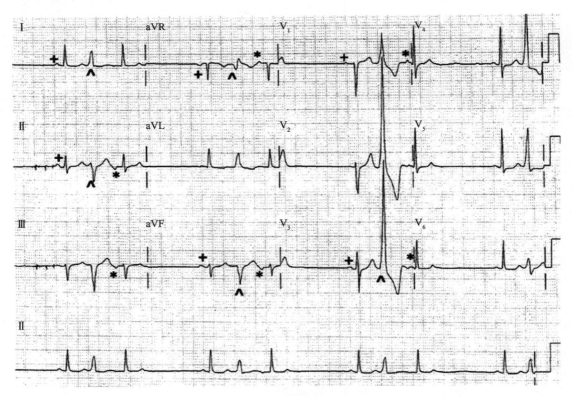

图95-2　心电图解析

心电图所见： 规律性重复出现3组QRS波群群组，每组2个P波和3个QRS波组成（图95-2）。首先P_1在Ⅰ、Ⅱ、V_4～V_6等导联直立而在aVR导联倒置，P_1R_1间期150ms，R_1呈室上性；然后R_2宽大畸形，Ⅰ、V_1～V_3导联呈单相R型，下壁导联为rS或QS型，V_6导联是rs型，其前未见P波，R_1-R_2间期470～520ms；最后P_2呈"逆行P"，R_2P_2间期460ms而P_2R_3间期180ms，R_3呈室上性；

长P_2-P_1间期1460ms后，重复下一群组。

心电图分析：首先A，前有P波的R_1和R_2都是室上性，只有R_2宽大畸形，但很明显，其形态改变不符合差传特征，关键是其前未见房性P波且T波光滑。该选项排除。

接下来B，此时将P_1（R_1）认为房逸搏，R_2室性期前收缩，而将P_2（R_2）视为房性期前收缩，即"室性期前收缩–房性期前收缩–房逸搏"三联律，似乎可行，但一般房逸搏频率50次/分左右，尤其对于此例中来源于心房上部（根据P_1形态）的房性逸搏，其P_2-P_1间期1620ms即频率只有37次/分，显然太慢。因此，该选项可能性不大。

然后C，插入性室性期前收缩是指在2个正常窦性序列中出现的室性期前收缩。而此例中，P_2显然不属于"窦性"，该选项不成立。

最后D，P_1（R_1）窦性和R_2室性期前收缩应该都没有问题，疑问是应将P_2（R_3）视为房性期前收缩还是室性反复搏动：因异位P_2-R_3规律性紧随在室性期前收缩后出现，首先考虑反复搏动而不是室性期前收缩–房性期前收缩的巧合，测量后发现其室性期前收缩的联律间距不完全相等（470～520ms）而$R_2$$P_2$间期及$R_2$$R_3$间期完全固定，确定是后者。选择该选项最为合理。同时，我们需要注意2个问题。其一，室性期前收缩的联律间距 470～520ms，意味着此时室房逆传，房室结的快径路应该已经恢复不应期而优先传导，但结果是激动全部由慢径逆传，说明快径可能没有室房传导功能或者存在室房传导阻滞。其二，P_1-P_2间期基本相等或超过1100ms而P_2仍能逆传心房，加之P_2-P_1基本固定，超过1600ms，说明存在严重窦性心动过缓（如图95-3梯形图所示。还有种类似可能是窦性激动和逆传激动在窦房交界区S-A发生干扰）。

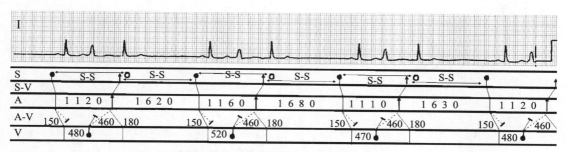

窦性心搏–室性期前收缩–室性反复搏动三联律

图95-3 窦性心搏-室性期前收缩-室性反复搏动三联律梯形图

（命题、审校 曹云山；翻译 尹德春；解析 沈 灯 曹云山）

题 96

被护士半夜呼叫的4名患者的心电监护图（图96-1）。在心电图记录当时并没有症状。图96-1中哪一份心电图最为致命需要立即关注/治疗，并向上级医师汇报?

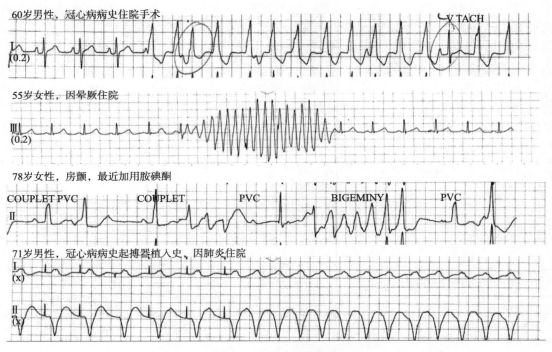

图96-1　4例心电监护图

正确答案：C

解析： A图：前3个QRS波群较窄，前面有规律出现的P波，考虑为正常下传的QRS波，PR间期正常，第4，5，7～15及17，18个QRS波为宽QRS波群，RR间期不匀齐（RR间距差距最大约350ms，似乎要考虑心房颤动可能），形态略有差异，但其间可见明确的正常P波（箭头所示），提示房室分离，第16个窄QRS波群（形态与1，2，3个QRS波群基本相同）前有正常P波，考虑窦性夺获，第6个QRS波群前有自身P波，形态和其他宽QRS波略有差异，不排除室性融合波可能，故宽QRS波群心动过速考虑系室性心动过速（VT），因其RR间距不等，考虑发生机制可能为自律性增高所致，而非折返激动。因其频率不快（平均约120次/分），提示风险相对较低。

B图：各种异常心电图，包括快速性心律失常的诊断中，要注意排除干扰或伪差可能。该病例中，患者因晕厥入院，心电图中间部分可见快速规律出现的异常信号，频率近375次/分，持续时间约2.8s，似乎要考虑快速型心律失常可能（如心室扑动、心室颤动等）。

值得注意的是，快速异常信号图形波幅过大，波幅不固定，间期相对规律，其起始处近正常QRS波群终末部（此处应为心室肌的绝对不应期，心室扑动、心室颤动等不会起始于此处），中段可见两个切迹（斜箭头所示，可能埋有正常R波）。仔细测量切迹间距和其前RR间距相等，再结合快速信号终止时无代偿间歇（如此快频率的心律失常结束时多会有代偿间歇），故考虑心电图中段异常图形可能系伪差所致。应询问患者出现心电图时有无异常感觉及正在做什么，以进一步明确诊断及伪差出现原因（如癫痫发作等）。

C图：该图中前3个心搏中，有规律出现的P波，PP间距相等，PR间期固定，其中第三个P波脱漏，考虑存在二度Ⅱ型房室传导阻滞。第二个心搏的T波终点相等明确，测量QT间期约600ms。中间两段短阵发作的宽QRS波群心动过速，发生于长间歇后，与P波无明确关系，其波峰上下扭转，结合患者服用胺碘酮病史及QT间期延长，考虑为TdP（间断扭转型室速）。TdP常以RR间期呈"短-长-短"方式开始，在QT间期延长的基础上由R-on-T室性期前收缩诱发，虽其多可自行终止，具有一定的自限性，但也会进展为持续性室速、心室颤动以危及生命。故该患者的心电图最为致命，需立即关注并给予处理。

D图：由于题目给予信息（如起搏器植入原因、起搏器类型、程控参数等）较少，实际上这个患者心电图要想准确诊断很困难。

值得注意的是，该图中约86次/分频率时的QRS形态和频率约136次/分时的QRS波形态是一致的，提示起源位置一致。第5、第6跳及之后心跳QRS波群后的T波尖锐，考虑存在P波，其形态似呈正向，而非室房逆传P波。如果QRS波系自身下传的，前面有相关正向P波（可能系房速），显然风险不高。如果QRS波群系心室起搏，T波上亦有相关的P波［可能是广义起搏器介导心动过速（PMT）］，由于起搏器有上限频率的限制，显然风险也不高。

（命题　严干新　张余斌；解析　汪　凡；

讨论　沈　灯　张余斌；审校　严干新）

题 97

39岁女性，因厨房中跌倒后臀部疼痛就诊急诊室，图97-1是心电图检查结果。

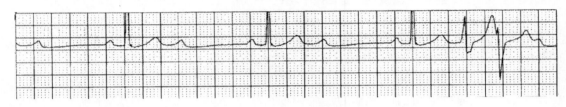

A

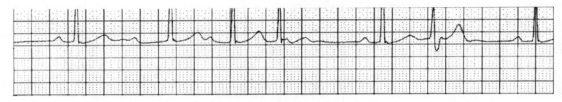

B

图97-1 心电图

最合理的解读是：

A.莫氏Ⅱ型房室传导阻滞

B.副交感神经活性增强

C.阵发性房室结传导阻滞

D.隐匿性传导

正确答案: D

解析: 见图97-2至图97-6。

单看A图,一目了然:二度房室传导阻滞呈2:1传导(Ⅰ型即文氏型或Ⅱ型均有可能),故必然选"A"

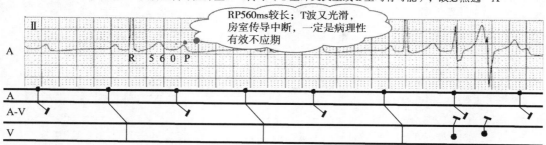

> RP560ms较长;T波又光滑,
> 房室传导中断,一定是病理性
> 有效不应期

二度房室传导阻滞呈2:1传导;室性期前收缩(多源)连发

然而一看B图,这根本不符合二度Ⅱ型房室传导阻滞特点。选项A显然解读不合理

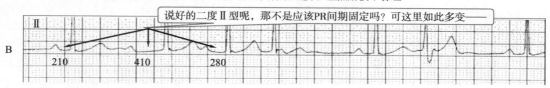

> 说好的二度Ⅱ型呢,那不是应该PR间期固定吗?可这里如此多变——

图97-2 心电图解析(1)

接着往下选择,"B"如何呢?此选项为:副交感神经活性增强。结合题中"跌倒后……",是否晕厥后跌倒,是否迷走性晕厥?

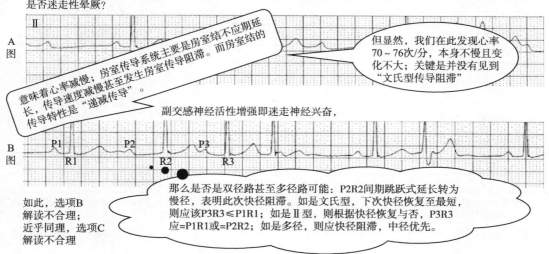

> 意味着心率减慢;房室传导系统主要是房室结不应期延长,传导速度减慢甚至发生房室传导阻滞。而房室结的传导特性是"递减传导"。

> 但显然,我们在此发现心率70~76次/分,本身不慢且变化不大;关键是并没有见到"文氏型传导阻滞"

副交感神经活性增强即迷走神经兴奋,

如此,选项B
解读不合理;
近乎同理,选项C
解读不合理

> 那么是否是双径路甚至多径路可能:P2R2间期跳跃式延长转为慢径,表明此次快径阻滞。如是文氏型,下次快径恢复至最短,则应该P3R3≤P1R1;如是Ⅱ型,则根据快径恢复与否,P3R3应=P1R1或=P2R2;如是多径,则应快径阻滞,中径优先。

图97-3 心电图解析(2)

最后，只剩下选项D：

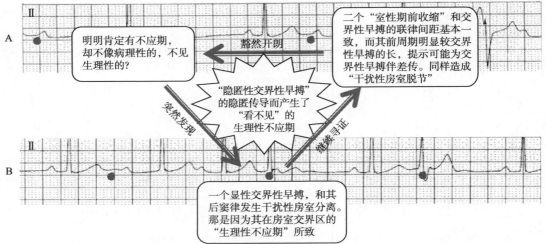

图97-4　心电图解析（3）

选项D解读最合理。

而且，此例事后经电生理证实

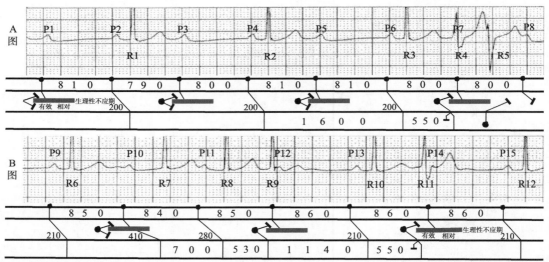

当隐匿性交界性早搏的联律间距相对较长和（或）窦率相对较快，使窦律落于有效不应期中使传导中断则发生"房室传导阻滞"
当隐匿性交界性早搏的联律间距相对较短和（或）窦率相对较慢，使窦律落于相对不应期中使传导延缓则发生"P-R间期延长"

心电图诊断：①窦性心律；②一度房室传导阻滞；③房室交界性期前收缩，部分伴室内差异性传导，部分呈"隐匿性早性期前收缩"状态致其后PR间期干扰性延长或致"假性房室传导阻滞"

图97-5　心电图解析（4）

隐匿性交界性早搏隐匿传导而产生的"看不见"的生理性不应期造成"传导延缓或假性阻滞"已肯定。

但是：

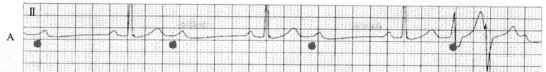

我们发现，箭头所指的PR间期为何也会延长：如果是因为"隐匿性交界性早搏"产生的生理性不应期所致，按联律间距●则应该传导中断而非延缓，除非有一个联律间距明显不等●的隐匿性交界性早搏；而如果R₇是交逸，其隐匿传导产生的生理性不应期可致其后PR间期延长，问题是其他长R-R间期中都不出现交逸甚至室逸。另外，基础PR间期210ms也已超出正常上限

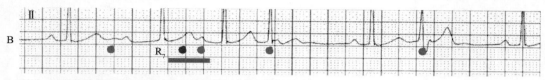

所以，不能排除此例房室传导本身有病理性不应期延长的基础

图97-6　心电图解析（5）

（命题　严干新　赵晓静；解析　沈　灯；审校　严干新）

题 98

35岁女性，因近5年多次发作晕厥就诊，症状发作之前有头晕、发麻。相关检查：直立倾斜试验阴性，心电图、心脏超声、动态心电图结果（佩戴期间无症状）正常。患者随后接受植入式循环记录器。记录到结果如下（图98-1）。

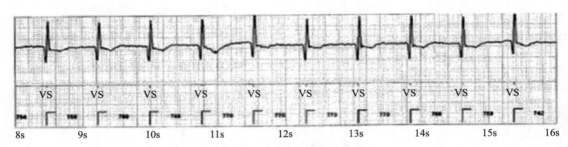

图98-1　植入式循环记录器记录结果

请问下列哪项治疗最合适？

A.饮食中增加盐和水，服用氟氢可的松

B.服用米多君

C.植入起搏器

D.请心理科会诊

正确答案: D

解析: 根据其病史,症状及已有的检查结果,应高度怀疑这名女性患者患有精神性假晕厥(psychogenic pseudosyncope, PPS)。这个病多见于年轻的女性,发作的前驱症状通常有呼吸困难、头晕及手足麻木。答案C是明显错的,因为这段植入性皮下心电循环记录仪(ILR)记录到的"长RR"并不是真正的长间期。为当ILR植入后,记录到"长RR"间距时,一定要鉴别真假,因为这种假性"长RR"并不罕见。其原因是当体位改变时可能造成ILR电极和皮肤下组织接触不良,可以出现传感器信号丢失,出现假性的"长RR"间期。一般有以下特点:患者无心动过缓相关症状,长RR间期是基本RR间期的整数倍,长RR结束前有偏离基线的钝性偏移,长RR间期结束后基本RR间期无变化。另外,有相当一部分患者的ILR记录不到P波。这名患者正是。严干新教授已经安装近100个Medtronic ILR,窦律时看不清P波的可能性不比看到P波的可能性小。因此,没有看到P波,很大可能性还是窦律。在这名患者的"长RR"间距内,可看到正好要在R波出现的地方有小的波(图98-2空心箭头所指),那不是P波,而是信号减弱后的R波。会不会是交界心律前向传导阻滞致R消失,逆向传导不受影响致P波反而出现呢? 这种可能是基于"长RR"间期前后是加速性交界性心律。如以上所述,大概应是窦律。其实仔细看,还是能够看到窦性P波(图98-2黑箭头所指)。

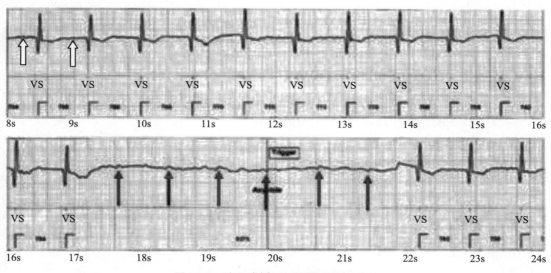

图98-2 植入式循环记录器记录标记图

精神性假晕厥(PPS)被误诊还是挺多的。在长达5年时间的"晕厥",各种检查包括ILR(至少到记录这段假性"长RR"为止)都是正常的。还有哪些病史和症状,应该高度怀疑精神性假晕厥(PPS)了,给这名患者提供心理咨询。如果耐心与患者及其家属沟通,他们会理解的。双心门诊是根据国人特点来开诊的。

(解析 严干新)

6个月女婴,胎儿期发现心律失常,门诊动态心电图片段如图99-1所示。

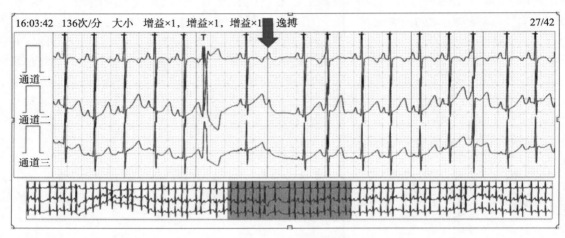

图99-1 门诊动态心电图

对于未下传的P波(箭头所指)描述正确的是哪一项?

A.β受体阻滞剂有效

B.长间期依赖的有效不应期延长,致使P波未下传

C.室性期前收缩隐匿传导造成假性二度传导阻滞

D.患儿短期内需要安装起搏器

正确答案：A

解析： β受体阻滞剂有效。但是患者动态心电图可见窦性心律，频发期前收缩，联律间期不等，多数形态与窦性心律下传的QRS波形态相似，联律间期短时QRS呈左束支阻滞图形，提示为频发自律性，交界性期前收缩，部分伴左束支阻滞形态室内差异性传导。偶见一次窦性P波未下传（箭头所示），由于患者无房室传导阻滞病史，其余时间均表现为正常的房室传导，结合患者频发交界性期前收缩，提示当交界性期前收缩的联律间期短时伴功能性左束支传导阻滞，或者（同时）由于其前的交界期前收缩后长的代偿间歇引起其后希-浦系统不应期延长，导致双束支或希氏束的阻滞而使此时的交界性期前收缩不能下传心室。因此，考虑隐匿性交界性期前收缩，导致窦性P波未能下传心室，无须安装起搏器。从心脏电生理的角度看，AV交界区应包括AV结及未分支的希氏束。答案B的可能性较小。前一个代偿间歇不足以导致后面P波不能完全下传至心室，常见的是RBBB形态的差传。β受体阻滞剂可以部分阻断交界区交感神经的作用，在一定程度上抑制自律性交界性期前收缩的发生，因而对这种干扰性房室阻滞有效。同时也可以减慢窦性心律，延长窦性PP间期，使窦性P波脱离隐匿性交界性期前收缩产生的不应期，从而下传心室。值得指出的是，β受体阻滞剂抑制自律性交界性期前收缩，也可减少答案B所描述的那种可能性。虽然正确答案是A，但是对该患者是否使用β受体阻滞剂应视具体临床情况如是否有较长的假性AV阻滞及患者是否有症状来决定。

（命题、解析　王建勇；审阅　严干新）

题 100

47岁女性，临时起搏器植入1d，患者自诉夜间有心悸、胸闷不适感。动态心电图检查如图100-1所示。

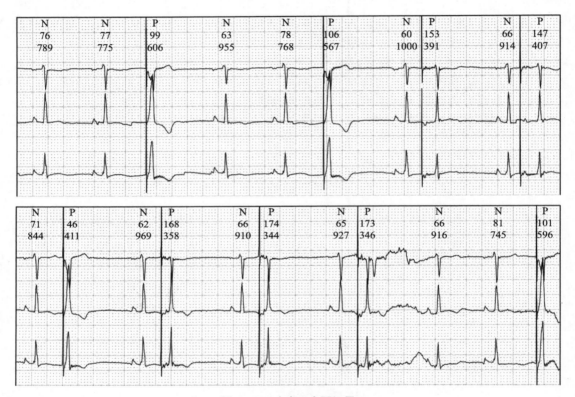

图100-1　患者心电图记录

下一步应该如何处理？

A.调整起搏阈值

B.调整感知阈值

C.胸部X线片检查

D.安慰患者，继续观察

正确答案: C

解析: 临时起搏器通常为单腔起搏器(双腔起搏器少见),但这份图中我们可以看到起搏脉冲后有时跟着心房波、有时跟着心室波。仔细测量可以发现,这些脉冲-脉冲间期均相同,这至少提示是同一电极发放的脉冲时起搏了心房、心室。

而且这种起搏还具有一定规律性: RS间期较短时脉冲起搏心房, RS间期较长时脉冲起搏心室。这一动态变化也生动提示了电极随心脏的机械运动而在心房心室间上下移动并沿途激动所经过的心肌细胞的可能(图100-2)。

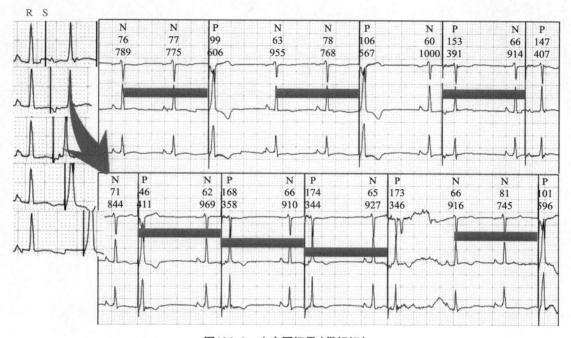

图100-2　心电图记录(带标记)

另外,图中也存在一定感知问题。但当这些问题合并出现时,从一元论角度,我们应优先考虑电极脱位可能,应进行胸部X线片和(或)CT等检查明确。

下面附上患者的CT检查图(图100-3)。

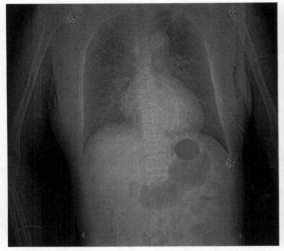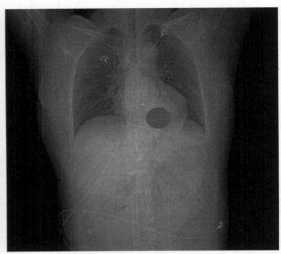

图100-3 CT检查

（命题 张余斌 汪 凡；解析 张余斌）